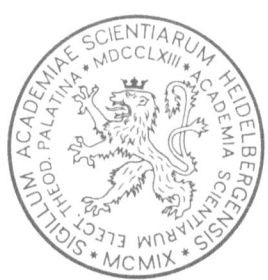

Sitzungsberichte der Heidelberger Akademie der Wissenschaften
Mathematisch-naturwissenschaftliche Klasse
Jahrgang 1982, 6. Abhandlung

Horst Habs

Die sogenannte Pest des Thukydides

Versuch einer epidemiologischen Analyse

Mit 2 Abbildungen

Vorgetragen in der Sitzung vom 14. November 1981

Springer-Verlag Berlin Heidelberg GmbH 1982

ISBN 978-3-540-11941-8   ISBN 978-3-642-46472-0 (eBook)
DOI 10.1007/978-3-642-46472-0

Das Werk ist urheberrechtlich geschützt. Die dadurch begründeten Rechte, insbesondere die der Übersetzung, des Nachdruckes, der Entnahme von Abbildungen, der Funksendung, der Wiedergabe auf photomechanischem oder ähnlichem Wege und der Speicherung in Datenverarbeitungsanlagen bleiben, auch bei nur auszugsweiser Verwertung, vorbehalten.
Die Vergütungsansprüche des § 54, Abs. 2 UrhG werden durch die „Verwertungsgesellschaft Wort", München, wahrgenommen.

© Springer-Verlag Berlin Heidelberg 1982
Ursprünglich erchienen bei Springer-Verlag Berlin Heidelberg New York 1982

Die Wiedergabe von Gebrauchsnamen, Warenbezeichnungen usw. in diesem Werk berechtigt auch ohne besondere Kennzeichnung nicht zu der Annahme, daß solche Namen im Sinne der Warenzeichen- und Markenschutz-Gesetzgebung als frei zu betrachten wären und daher von jedermann benutzt werden dürften.
Satz: K + V Fotosatz GmbH, Beerfelden
2125/3140-543210

Inhaltsverzeichnis

Bisherige Versuche zur Einordnung des Krankheitsbildes	7
Der Seuchenverlauf	9
Loimätiologische Vorstellungen bei Thukydides	12
Bemerkungen zur Seuchengeschichte	16
Vom Wandel der Seuchenbilder	18
Von der Entwicklung der Seuchenerreger	20
Epidemiologisch verwertbare Einzelangaben bei Thukydides	21
Die Loimologie der Pocken	24
Die Loimologie der Fleckfieber	26
Die Loimologie der Dengue- und verwandten Fieber	28
Zusammentreffen mehrerer Krankheiten	30
Analyse	32
Ausblick	36
Anhang 1. Übersetzung von O. GÜTHLING	40
Anhang 2. Übersetzung von B. VON HAGEN	43
Schriftenverzeichnis	45

Bisherige Versuche zur Einordnung des Krankheitsbildes

Die meist als „Pest des Thukydides" bezeichnete Seuche, die im zweiten Jahr des Peloponnesischen Krieges (430 v. Chr.) nach Athen einbrach und den Fortgang des Krieges wesentlich beeinflußte, hat Historiker, Philologen und Mediziner zu zahlreichen Deutungen veranlaßt, seit im 19. Jahrhundert die Differenzierung der Infektionskrankheiten zunächst nach klinischen Symptomen und später auch ätiologisch vervollkommnet wurde. Daß diese Seuche ein Musterbeispiel für die medizinhistorische Analyse wurde, ist im wesentlichen durch die Anschaulichkeit und anscheinend exakte Ausführlichkeit bedingt, mit der THUKYDIDES in Band II, Kapitel 49, seiner Geschichte des Peloponnesischen Krieges den Verlauf der Erkrankung beschreibt, wobei er betont, daß er nicht nur andere daran krank liegen sah, sondern auch selbst daran erkrankt war.

Ich benutze für den griechischen Text die Schulausgabe der Bibliotheca Teubneriana, die Generationen von Absolventen der humanistischen Gymnasien, darunter früher auch der Mehrzahl der Medizinstudenten vertraut war. Aus ähnlichem Grund folge ich bei meinen Zitaten im wesentlichen der Übersetzung von GÜTHLING, die auf derjenigen von HEILMANN (1761) aufbaut, seit annähernd 100 Jahren in Reclams Universalbibliothek auch dem philologischen Laien zur Verfügung stand und in der die Krankheitsschilderung medizinisch unvoreingenommen übersetzt zu sein scheint (Anhang 1). Für die Seuchenkapitel gebe ich zusätzlich (Anhang 2) den deutschen Text von v. HAGEN, der anscheinend z.T. auf der von ihm gelobten Übersetzung des griechischen Arztes FERENTINOS beruht. v. HAGEN betont ausdrücklich, daß ihm wiederholt von medizinischer Seite Anregung und Unterstützung zuteil geworden sei, insbesondere von dem Kliniker W. H. VEIL (Jena). Er setzt dabei eine Identifikation der Seuche mit den Pocken voraus, so daß die von ihm gewählten deutschen Fachbegriffe nicht unbedingt als unvoreingenommem angesehen werden können.

Überfliegt man die Krankheitsbeschreibung, so findet man eine Vielzahl von Symptomen, die nach unserer heutigen Auffassung kaum unter einem einheitlichen Krankheitsbild unterzubringen wären. Es ist deshalb gut, sich zu Beginn aller Erörterungen an die einführenden Worte von B. v. HAGEN zu seiner Schrift „Die Pest im Altertum" zu erinnern, daß Mediziner und Philologen bei den Analysen von aus der Antike überlieferten Seuchenberichten beide den Gegenstand vielfach mit vorgefaßter Meinung sahen. „Der Mediziner geht fast immer vom Krankheitsbild einer von ihm näher gekannten, bestenfalls erlebten Seuche aus und paßt die in griechischer oder lateinischer Sprache überlieferten Berichte dem ihm gegenwärtigen Krankheitsbilde an, wobei es allzu leicht geschieht, daß er dem Text Gewalt antut, oder aber wichtige Textstellen übersieht, ja beiseite schiebt und Nebensächlichkeiten besondere Bedeutung zumißt. Der Philologe auf der anderen Seite hat vielfach nur allzusehr vom Text her geurteilt, ohne Kenntnis der Medizin, ja mit völliger Mißachtung medizinischer Grundtatsachen. Zur Ehre der Medizin soll aber zugegeben werden, daß viel leichter Mediziner zu finden sind, die Griechisch können – wenigstens gilt das für die vergangene Zeit – als Philologen, die das Kapitel Infektionskrankheiten auch nur oberflächlich beherrschen."

Daß man bei einer Beurteilung der Übersetzung auch Wandlungen im deutschen Sprachgebrauch berücksichtigen muß, geht aus der Deutung des griechischen Wortes φλύκταινα in den beiden vorgelegten Übersetzungen hervor. In den Wörterbüchern finden wir als Hauptbedeutung ‚Blase': (JACOBITZ u. SEILER: ‚Blase oder Blatter auf der Haut, vom Verbrennen oder andern Ursachen, auch von Brot'. MENGE-GÜTHLING: ‚a) Blase, Bläschen, Blattern; bs. Brandblase, b) Blutgeschwür').

Im heutigen medizinischen Sprachgebrauch finden wir Phlyktänen noch in der Ophthalmologie für ein Bläschensymptom verwendet. Wenn nun sowohl GÜTHLING wie v. HAGEN den Ausdruck ‚Blattern' wählen, so denke ich daran, daß Blatter, ausgehend von dem Verbum blähen, früher ebenso wie das englische Wort bladder in vollem Umfang gleichbedeutend mit Blase war, während sich der Begriff Blattern in der Medizin im letzten Jahrhundert eingeengt hat auf den Symptomenkomplex der Pocken; beide Krankheitsbezeichnungen sind gleichbedeutend. Ich nehme an, daß GÜTHLING lediglich das Aussehen des Exanthems hat bezeichnen wollen, während die Verwendung des gleichen Wortes durch v. HAGEN bereits durch die Deutung der Krankheit als Pocken einseitig beeinflußt worden ist. Vielleicht ist es notwendig, daß der Mediziner nicht nur den Altphilologen, sondern auch den Germanisten zu Rate zieht.

Der Medizinhistoriker HIRSCH hatte 1881, wie ähnlich vor ihm (1859) HAESER, darauf hingewiesen, daß man sich über den nosologischen Charakter der aus dem Altertum beschriebenen Volkskrankheiten nicht hatte einigen können und daß jeder Forscher in der thukydideischen Pestilenz gerade das fand, was er darin suchte, daß er aber sicher sei, daß es sich entschieden nicht um Beulenpest gehandelt habe. EBSTEIN zählte 1899 folgende noch heute vorkommende Krankheiten auf, mit denen die Attische Seuche zu identifizieren versucht worden war:

Beulen- oder Bubonenpest
Gelbfieber
Meningitis cerebrospinalis epidemica
Petechial- (exanthematischer) Typhus
Masern, Scharlach oder Blattern (= acute exudative, contagiöse Dermatosen).

Es kann vorweggenommen werden, daß die ersten drei genannten Krankheiten sowie Scharlach bereits aus klinischen Gründen weitgehend aus der späteren

Diskussion ausgeschieden wurden. Dabei darf bezüglich der Pest noch betont werden, daß die heute als Pest bezeichnete, durch das Bacterium Yersinia pestis hervorgerufene Krankheit trotz der Tatsache, daß einzelne Autoren meinten, daß in hippokratischen Schriften gelegentlich von Bubonen die Rede sei, im allgemeinen bei den maßgebenden Medizinhistorikern Einigkeit dahingehend besteht, daß die Pest als Seuche erstmalig 531 n. Chr. in Europa als sogenannte Pest des Justinian auftrat.

Ich meine deshalb, daß in Zukunft Mißverständnisse insbesondere bei Philologen und Historikern dadurch vermieden werden sollten, daß man bei der Benennung der von THUKYDIDES beschriebenen Krankheit die Bezeichnung „Pest" durch „Seuche" ersetzen soll. Denn die lateinische Benennung pestis beinhaltet ebenso wie die griechische λοιμός alle Krankheitszüge mit hoher Sterblichkeit, also die todbringenden, die mörderischen Seuchen.

Ich gehe im folgenden zunächst davon aus, daß differentialdiagnostisch im wesentlichen Fleckfieber (Typhus exanthematicus) und Pocken (Blattern) in Betracht zu ziehen sind. Von einem gewissen Interesse ist außerdem die Deutung als Dengue (BETAU 1934), die ich früher für unmöglich gehalten hätte, da diese Seuche zu den leichten Sommerfiebern der warmen Länder gerechnet wurde, deren klinisches Bild sich aber in den letzten Jahrzehnten verändert hat. Die Entwicklung läßt daher neue Überlegungen zu.

Der Seuchenverlauf

Wenn wir den Ablauf der Seuche betrachten, also ihre Ausdehnung nach Zeit und Raum, so fällt auf, daß auch globale Angaben recht spärlich sind.

Die Bemerkungen über die Herkunft der Seuche können wohl weitgehend aus der Diskussion herausgelassen werden, da THUKYDIDES sich nicht für sie verbürgt. Nach II,47 soll sie „..., wie es heißt" vor der Zeit bereits an verschiedenen Orten, besonders in Lemnos und in anderen Gegenden gewütet haben. Und II,48 beginnt: „Anfänglich soll sich diese Seuche in Äthiopien oberhalb Ägyptens geäußert und von da sich weiter in Ägypten und Libyen und über einen großen Teil der dem König (von Persien) unterwürfigen Ländern verbreitet haben." Auch hier steht „ὡς λέγεται". Nicht übergehen möchte ich die dann folgende Angabe, daß die Seuche in Athen ganz plötzlich ausbrach, und daß die Einwohner des Piräus die ersten waren, welche davon ergriffen wurden.

Die Seuche trat (II,47) im Beginn des zweiten Kriegsjahres auf, also nach unserer Zeitrechnung im Sommer 430 v. Chr., und zwar einige Tage, nachdem die Peloponnesier mit ihren Bundesgenossen in Attika eingefallen waren; sie hielt die ganze Zeit über, welche die Peloponnesier im Gebiet der Athener und die Athener auf ihrer Flotte in Dienst standen, also ungefähr 40 Tage, an (II,57). In der Beschreibung der Kriegshandlungen der folgenden Jahre finden wir keine einzelnen Angaben über das Vorkommen der Seuche innerhalb der Stadt. Erst für das

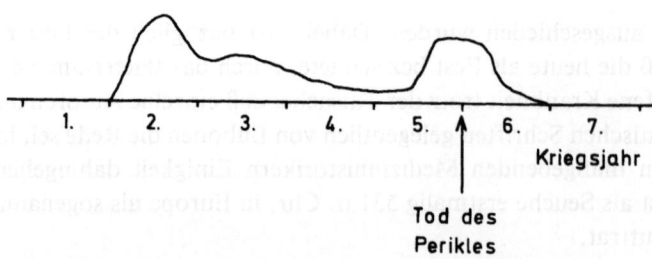

Abb. 1. Zeitlicher Ablauf der Attischen Seuche

5. Jahr (427/26 v. Chr.) heißt es wieder (III,87): „Im folgenden Winter wurden die Athener wiederum von der Pest befallen. Dieselbe hatte zwar nie völlig aufgehört; inzwischen hatte sie aber doch eine Art von Stillstand gemacht. Sie hielt darauf noch ein volles Jahr an, das vorherige Mal aber hatte sie zwei Jahre angehalten, ...". Die Seuche hat demnach von Beginn des Sommers 430 bis in den Winter 426/25 hinein gedauert und zwar in wechselnder Intensität (vgl. Abb. 1).

Für die folgenden Jahre finden wir keine Erwähnung mehr. Wenn es für das 17. Jahr, also für den Sommer 415 v. Chr. heißt (VI,26): „Gerade aber hatte sich die Stadt erholt von der Seuche und dem ununterbrochenen Krieg, hinsichtlich der Jugend, die herangewachsen war, und der Anhäufung von Geld infolge des Waffenstillstandes;...", so ist hieraus wohl zu schließen, daß während der obengenannten Seuchenjahre die Sterbeziffer unter den Kindern sehr hoch gewesen war, nicht aber daß die Seuche noch länger gewütet hätte. Im ersten Jahr der Seuche wütete diese nach II,57 sowohl im Heer wie in der Stadt. Wenn hier GÜTHLING ἐν τῇ στρατιᾷ mit ‚auf den Schiffen' übersetzt, so wird damit wohl darauf Bezug genommen, daß die Athener auf ihrer Flotte im Dienst standen. Auf die epidemiologische Bedeutung dieser Tatsache ist noch zurückzukommen. Über die Ausbreitung der Seuche im Einflußbereich der Athener findet sich nur eine pauschale Angabe (II,57): „Ihre stärkste Wirkung äußerte sie in Athen, sodann aber auch in anderen Plätzen, die besonders volkreich waren." Auch das auffallende Freibleiben der Peloponnes wird von THUKYDIDES hervorgehoben. In dem 2. Kriegsjahr ließ PERIKLES zunächst ein Flottenunternehmen gegen die Peloponnes vornehmen (II,56). 4000 athenische Hopliten auf 100 Schiffen, 300 Reiter auf besonderen Transportschiffen sowie Chier und Lesbier mit 50 Schiffen umfuhren die Peloponnes mit Landungsunternehmungen in Epidaurus, in tröcenischen, halischen und hermionischen Gebiet sowie in Prasiä mit Verheerungen der entsprechenden Gebiete, und fuhren dann nach Hause zurück. Krankheitsvorkommen während dieser Expedition werden nicht erwähnt, sind auch unwahrscheinlich, da ja die Peloponnes seuchenfrei geblieben sein soll.

Dramatisch ist dagegen die Bedeutung der Seuche bei der zweiten großen Flottenexpedition dieses Sommers (II,58). Mit der gleichen Flotte gingen HAGNON und KLEOPOMPOS den Chalkidiern zu Leibe und unternahmen einen Sturm auf Potidäa, das noch von einer früheren vor dem Beginn des Krieges begonnenen Unternehmung belagert wurde. Allein, weder die geplante Eroberung dieser Stadt noch die übrigen Unternehmungen hatten einen den Rüstungen entsprechenden Erfolg. „Denn die Krankheit, welche die Athener mitbrachten, brachte sie sehr in Not, indem das ganze Heer davon angesteckt wurde, so daß auch die vorher schon daselbst befindlichen Truppen, welche bis dahin ganz gesund gewesen, von Hagnons Leuten dieselbe mitbekamen." Hagnon ging deshalb mit seiner Flotte wieder nach Athen zurück. Die früheren Truppen hingegen blieben dort und setzten die Belagerung von Potidäa fort. Als die Fortdauer der Belagerung gegen Ende dieses Sommers erwähnt wird (II,67), ist von der Seuche keine Rede mehr, ebenso nicht in dem Bericht (II,70) von der Übergabe der Stadt an die athenischen Feldherrn, wenn man nicht die Tatsache, daß diese sich in einen Vergleich einließen, in Anbetracht der Beschwerden, welchen ihre Truppen in dem winterlich-rauhen Lande bloßgestellt waren, und da den Athenern diese Belagerung bereits 2000 Talente gekostet hatte, dahingehend interpretieren will, daß die

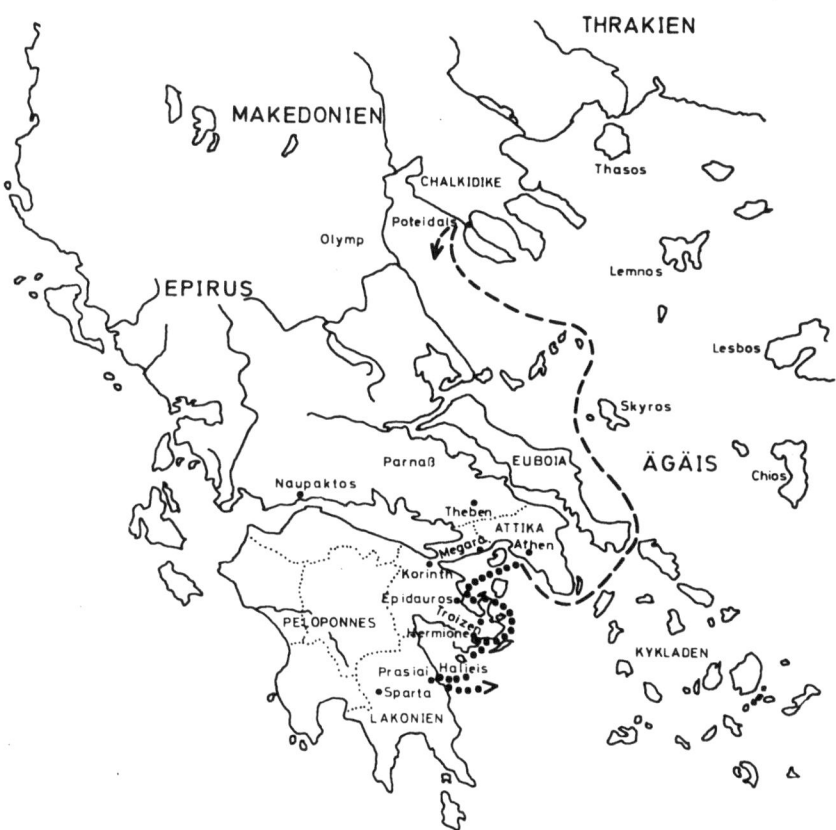

Abb. 2. Die Flottenunternehmungen Athens im 2. Kriegsjahr.
······ 1. Expedition (gegen die Peloponnes); – – – 2. Expedition (gegen Potidäa)

Beschwerden durch die Seuche mitbedingt gewesen seien. Aus dem Bedeutungsumfang des griechischen Wortes ... ταλαπωρία lese ich aber keine entsprechenden Möglichkeiten heraus. Offenbar hatte sich die Seuche nicht einnisten können. Die Athener besetzten nach der Übergabe die Stadt. – Im folgenden Sommer 429 v. Chr. wurde ein athenisches Heer unter XENOPHON, das gegen die Chalkidier in Thrakien und gegen die Bottiäer zu Felde gezogen war, bei Spartolos geschlagen (II,79). Die Athener flüchteten zunächst nach Potidäa; nach Abschluß eines Vertrages zum Austausch der Gefallenen kehrten sie nach Athen zurück. Auch jetzt wird die Seuche nicht erwähnt, so daß man wiederum annehmen darf, die Stadt Potidäa sei von ihr in der Zwischenzeit frei geblieben. In Abb. 2 ist versucht worden, in einer Karte die beiden Flottenunternehmen des zweiten Kriegssommers darzustellen.

Tabelle 1. Flotteneinsätze der Athener während der Seuchenjahre

Kriegs-jahr	Jahr vor Chr. Geb.	Anzahl der Einsätze		Zahl der Schiffe		Angaben in Kapitel
		Insgesamt	Davon mit Seuchenangabe	Insgesamt	Eingesetzt	
1	431/30	–	–	300		II,13
2	430/29	2	1	–	130	II,56.58
3	429/28	1	–	–	40	II,80.82
4	428/27	5	–	250	182	III,3.7.16. – 19
5	427/26	4	–	–	>92	III,28.69.80.86
6	426/25	3	–	–	130	III,91.94.103.107.115

Tabelle 1 gibt ein Übersicht über alle Einsätze der Flotte in den ersten 6 Kriegsjahren. Es ist ersichtlich, daß bei keinem der folgenden die Seuche erwähnt wird. Es läßt sich der Aufstellung weiter entnehmen, daß die Zahl der beteiligten Schiffe bereits im 4. Kriegsjahr nicht geringer war als im zweiten. Im dritten Jahr war die kriegerische Aktivität beider Parteien verhältnismäßig gering geblieben. Daß auch bei den Unternehmungen zu Lande auf keinem Kriegsschauplatz über das Auftreten der Seuche berichtet wird, wurde bereits erwähnt. Eine Übersicht ist auch deshalb schwer zu geben, weil die Darstellung des THUKYDIDES rein chronologisch erfolgt, die Ereignisse auf den verschiedenen Kriegsschauplätzen also auseinandergerissen sind.

Loimätiologische Vorstellungen bei Thukydides

Bevor wir eigene Gedanken über das Wesen der attischen Seuche entwickeln, sollten wir den loimätiologischen Vorstellungen des THUKYDIDES nachgehen. Der Begriff loimätiologisch ist von RODENWALDT im Anschluß an STICKER geprägt und dem Begriff ‚nosätiologisch' gegenübergestellt worden. Loimätiologisch war für RODENWALDT etwa die Bekämpfung der Malaria durch Beseitigung der Mückenbrutplätze, also Beseitigung des Seuchengrundes, nosätiologisch dagegen diejenige durch Chemoprophylaxe, also Verhütung der Einzelerkrankungen. Darauf, daß sich eine derartige Terminologie nur bedingt auf den Wortgebrauch bei THUKYDIDES berufen kann, habe ich früher (1949) hingewiesen; sie ist aber durchaus zur Klarstellung der gedanklichen Ebene zweckmäßig, auf der jeweils diskutiert wird.

Wenn wir zunächst davon ausgehen, daß das Werk des THUKYDIDES in eine Epoche fällt, die wir als eine solche der Aufklärung bezeichnen können, so ist sie durch den Willen zur rationellen Klärung des Geschehens charakterisiert. Wir können fast voraussetzen, daß mythische Ursachen, wie sie noch bei HOMER zu finden sind, nicht mehr in Betracht gezogen werden. Das folgende Zitat (II,54), das die Möglichkeit des Eingreifens eines Gottes in das politische Geschehen einbezieht, klingt skeptisch, wenn nicht sogar ironisch: „Auch dachten nunmehr auch diejenigen, welche darum wußten, an das den Lazedämoniern erteilte Orakel, da Apollo ihnen auf die Anfrage, ob sie den Krieg anfangen sollten, zur Antwort gegeben: Wenn sie den Krieg mit Nachdruck führten, so werde der Sieg auf ihrer Seite sein, ja selbst ihnen beizustehen versprochen hatte. Mit diesem Orakel hielten sie den bisherigen Verlauf der Sache ganz übereinstimmend."

Nach meinem Empfinden wird allenfalls eine psychologische Bedeutung eines Orakelspruches für das Verhalten der Menschen zugegeben. Noch kritischer klingt im gleichen Kapitel der Hinweis auf die Weissagung, an die sich die älteren Athener nach Beginn des Seuchenausbruches erinnerten: „Kommen wird einst dorischer Krieg und mit ihm die Seuche." Die Meinungen waren früher geteilt gewesen, ob in diesem Vers λοιμός (Seuche) oder λιμός (Hungersnot) gemeint sei. Wenn jetzt nach Lage der Dinge die erste Meinung die Oberhand behalten hatte, wie leicht zu erwarten, so fährt THUKYDIDES fort: „Und ich meine, wenn einmal nach diesem ein anderer dorischer Krieg ausbrechen und eine Hungersnot dabei eintreten sollte, so würde man natürlich die Weissagung so auslegen." Wollen wir den Vorstellungen von THUKYDIDES über die Seuchenätiologie nachgehen, so müssen wir uns auch mit dem Inhalt auseinandersetzen, den er dem Begriff aitia beilegt. Nach allgemeiner Auffassung verdanken wir ja Thukydides (I.23) die Unterscheidung zwischen πρόφασις (prophasis) und αἰτία (aitia), wobei darauf hingewiesen wird, daß diese Differenzierung auf das Hippokratische Schrifttum zurückgeht. An der angegebenen Stelle übersetzen GÜTHLING und LANDMANN prophasis mit Grund; aitia wird von GÜTHLING mit Ursache, von LANDMANN an der einen Stelle mit Grund, an der zweiten mit Beschuldigung übersetzt. Offenbar ist eine allgemein gültige Übersetzung schwer zu finden; in der Regel finden wir Ursache für prophasis und Anlaß für aitia. Ich verweise auf die Schrift von WEIDAUER (1954). Er hält „Grund für jemanden, etwas zu tun" bzw. „Motiv" für die angemessene Übersetzung von aitia und zieht für prophasis die Deutung mit „Grund, den man angeben kann" vor. Als Beispiel für eine entsprechende

Verwendung von prophasis im corpus Hippocraticum zitiert er aus dem 3. Buch der Epidemien eine Epidemie an Erysipel, bei der viele die Rose μετὰ προφάσιος, nämlich an den zufälligen und gerade an kleinen Wunden am ganzen Körper bekamen. Bei diesen Kranken konnte man also einen Grund für das Auftreten des Erysipels angeben, bei anderen nicht. Nun handelt es sich hier nach dem von mir gewählten Wortgebrauch nicht um eine loimätiologische, sondern um eine nosätiologische Erklärung, da es sich ja um den Grund handelt, weshalb innerhalb der Epidemie die einen erkranken, die anderen nicht. Eine Erklärung für das Auftreten dieser Epidemie müssen wir am Beginn des Seuchenjahrgangs suchen. Hier heißt es: „Das Jahr war bei Südwetter regnerisch, windfrei bis zu Ende. Während in den Zeiten kurz vorher Trockenheiten geherrscht hatten, gab es um den Anfang des Bärenhüters bei Südluft viel Gewässer... Lange nach der Wintersonnenwende, viel näher der Frühlings-Tag-und Nachtgleiche, gab es Nachwinterstürme und noch um die Tag- und Nachtgleiche Nordwinde und Schneefälle, wenn auch nicht für lange Zeit...". „Zu Beginn der Frühjahres aber gab es zugleich mit den Frösten viele Fälle von Rose, bei manchem nach äußerem Anlasse, bei anderen ohne einen solchen, ... (Übersetzung von STICKER).

Demgegenüber heißt es bei THUKYDIDES in II,49 schlicht: „Das Jahr, in dem dieselbe (die Seuche) ausbrach, war bekanntlich in Ansehung aller anderen Arten von Krankheiten eins der gesündesten Jahre, und wenn auch jemand ja vorher an etwas litt, ging alles in diese Krankheit aus." Wir erhalten also keine Schilderung der sogenannten epidemischen Konstitution des Jahres, aus der sich das Auftreten eines Seuchenereignisses hätte voraussehen lassen. Dies ist auch im Zusammenhang mit der Bemerkung in II,47 zu sehen, daß sich anfangs nicht einmal Ärzte fanden, die Krankheit zu heilen, „weil sie dieselbe nicht kannten". THUKYDIDES flicht allerdings gelegentlich Angaben über besondere Naturereignisse, z. B. Erdbeben, in seine Schilderung ein, und man könnte versucht sein, einen ursächlichen Zusammenhang mit bestimmten Geschehnissen des Krieges zu konstruieren. Als Beispiel zitiere ich aus III,89: „Am Beginn des sechsten Kriegsjahres zogen die Peloponnesier mit ihren Bundesgenossen bis an den Isthmos, um unter Führung an Agis in Attika einzufallen. Allein da sich verschiedene Erdbeben spüren ließen, kehrten sie wieder um und es wurde nichts aus dem Einfall." Ich nehme an, daß hier die psychologische Einwirkung auf eine der kriegführenden Parteien dargestellt werden soll. Denn in dem gleichen Kapitel folgt dann die ausführliche Schilderung des großen Seebebens bei Euböa, ohne daß ein Bezug auf Kriegsereignisse hergestellt wird. Was den Einfluß von Naturkatastrophen auf den Seuchenausbruch anbelangt, so wird in I,23 in einer Vorschau der Peloponnesische Krieg dem Perserkrieg gegenübergestellt und betont, daß der letztere nicht nur wesentlich länger gedauert, sondern Griechenland auch mehr Unheil als sonst ein Krieg in einem gleichen Zeitraum gebracht hat. Es werden die Folgen des Krieges aufgezählt, wie Verwüstungen der Städte, Vertreibungen, Blutvergießen. Dann folgt: „Dinge, von welchen man vorher zwar hat reden hören, aber selten durch die Erfahrung die Bestätigung erlangt hat, verloren hier ihr unglaubliches Ansehen. Von dieser Art waren die Erdbeben, ..., die Sonnenfinsternis, ..., hin und wieder große Dürre und daraus entstandene Hungersnot, und endlich die ansteckende Krankheit (λοιμώδης νόσος), welche ja so schädlich war und eine Menge Menschen dahinraffte. Von allen diesen Unfällen wurden die Griechen zur Zeit dieses Krieges zugleich geplagt." Die große Seuche ist also den übrigen unglaublichen Naturereignissen gleichgeordnet und nicht als von ihnen abhängig dargestellt. Für analog zu bewerten halte ich auch die Erwähnung von Erdbeben bei der Schilderung (III,87) des zweiten Höhepunktes der Seuche im 6. Kriegsjahr. Nachdem der zeitliche Verlauf kurz geschildert und die Verluste der Truppen aufgezählt sind, heißt es: „Um diese Zeit ließen sich auch häufige Erdbeben spüren, wie zu Athen, auf Euböa, in Böotien, und am stärksten im böotischen Orchomenos." Daß ein Kausalzusammenhang nicht angenommen wird, geht schon daraus hervor, daß die Erdbeben nicht nur in dem seuchenbefallenen Athen, sondern auch in anderen Ländern, und dort sogar am stärksten wüteten.

Daß für THUKYDIDES nicht die ‚epidemische Konstitution' eines Jahres an einem bestimmten Ort loimätiologisch entscheidend ist, schließe ich aus einer bei den bisherigen klinischen Analysen nicht beachteten Stelle in II,57: „Die ganze Zeit über, welche die Peloponnesier im Gebiet der Athener auf ihrer Flotte im Dienst standen, wütete die Seuche unter den Athenern sowohl auf den Schiffen als in der Stadt, so daß man auch sagte, die Peloponnesier hätten auf die erste durch die Überläufer erhaltene Nachricht, daß die Seuche in der Stadt sei, und da sie dies auch an den vielen Leichen wohl gemerkt hatten, sich schleunigst aus dem Land fortgemacht." Soweit ich sehe, findet sich eine entsprechende Bemerkung über eine Übertragungsgefahr einer Krankheit nicht in dem damaligen ärztlichen Schrifttum, insbesondere nicht in den Büchern von den Epidemien. Und auch wenn THUKYDIDES die Angabe mit dem Vorbehalt äußert ‚man sagte', dürfen wir auf ein epidemiologisches Denken schließen, das den Zeitgenossen weit voraus war.

Eine Verstärkung dieser Annahme bekommen wir aus II,51, wenn wir ἀναπίμπλημι mit ‚anstecken' übersetzen können. Ich zitiere nach LANDMANN: „Das Allerärgste an dem Übel war die Mutlosigkeit, sobald sich einer krank fühlte, ... und dann, daß sie bei der Pflege einer am anderen sich ansteckte und wie die Schafe hinsanken; ...". – Wir werden diese Stelle aus der Seuchenbeschreibung bei der Analyse nicht übergehen können. Zurückzukommen wird auch sein auf die Meinung, die im Piräus beim unerwarteten Ausbruch der ersten Erkrankung aufkam, daß die Peloponnesier die Zisternen vergiftet hätten, eine Anschuldigung, die wohl in allen Kulturkreisen nachweisbar ist. Wir können offenlassen, ob wir diese loimätiologisch oder nosätiologisch auffassen sollen.

Zu erwähnen bei dem Gedanken an eine Kontaktinfektion ist die Angabe in II,50, daß die Vögel und Vierfüßler, welche menschliche Leichen berühren, entweder nicht daran gingen oder starben, wenn sie davon gefressen hatten.

Bemerkungen zur Seuchengeschichte

So intensiv Medizinhistoriker und Philologen die einzelnen von THUKYDIDES geschilderten Symptome der attischen Seuche analysiert und einem der heute bekannten Krankheitsbilder zuzuordnen versucht haben, so verhältnismäßig flüchtig haben sie das Seuchengeschehen als Ganzes mit den epidemiologischen Bildern der in Betracht gezogenen Krankheiten verglichen.

Wir finden im wesentlichen das wiedergegeben, was THUKYDIDES über das, was in den hippokratischen Schriften als epidemische Konstitution des Jahres bezeichnet wird, und über die vermutete Herkunft der Seuche schreibt. Hervorgehoben wird außerdem immer wieder die Bedeutung der Überfüllung der Stadt Athen, die durch die Rücknahme der Landbevölkerung hinter die großen Mauern verstärkt worden war und Zustände zur Folge hatte, die alle Kriegsseuchen begünstigen. Mir selbst scheint aber, daß eine vertiefte Beschäftigung mit dem Verlauf der Seuche neue Ansatzpunkte zur ätiologischen Deutung ermöglichen könnte.

Ich beginne mit Überlegungen über die *Einordnung* der in erster Linie zur Diskussion gestellten Krankheiten in die Geschichte der Epidemien.

Zu der ersten Frage: Von den *Pocken* heißt es (zitiert nach R. MÜLLER 1950), daß in China eine Pocken-Epidemie 1122 v. Chr. geherrscht habe. In den europäischen Raum sind sie aber offensichtlich erst nach dem Ausgang des Altertums eingedrungen. Der lateinische Name variola soll erstmalig 571 gebraucht worden sein. Um 580 waren sie offensichtlich im Frankenreich von Bedeutung; unzweideutig identifizierbar sind erst Berichte aus dem 11. und 12. Jahrhundert n. Chr. Allerdings meinen manche Autoren, so auch R. MÜLLER, daß sie um 164 n. Chr. mit Truppen, die aus den Parther-Kriegen zurückkamen, nach Rom gebracht worden seien und für etwa 15 Jahre ein anhaltendes großes Sterben in Europa veranlaßt hätten. Mit Pocken wurde also die sogenannte Antonianische Pest zu erklären versucht. Dem steht entgegen, daß nach allen Erfahrungen seit dem Mittelalter die Pocken, sobald sie in ein Land eingebrochen sind, sich zunächst epidemisch ausbreiten, aber dann sich als Kinderkrankheit einnisten. Wären die Pocken bereits während des Peloponnesischen Krieges nach Griechenland eingedrungen, so wäre zu erwarten, daß sie von der hellenistischen Zeit an, vor allem unter dem Einfluß von zum Teil völkerwanderungsartigen Kriegen, im Mittelmeergebiet endemisch geblieben wären. Entsprechende literarische Berichte vermissen wir aber.

Diese Überlegungen geben Anlaß, auf folgende Bemerkung von EBSTEIN hinzuweisen: „Was mich vor allem veranlaßt, den Gedanken, es könne sich bei der attischen Seuche um Pocken gehandelt haben, aufzugeben, ist die Tatsache, daß – was keinem, besonders aber einem so scharfen Beobachter, wie THUKYDIDES es war, unter allen Umständen gewiß nicht entgangen wäre – nichts von den entstellenden Narben gesagt ist, welche der schwere Pockenprozeß in dem Antlitz der davon Befallenen stets hinterläßt." Mir fällt auch auf, daß die Porträtkunst der römischen Republik, die mindestens in einer Periode sehr naturalistisch das Individuelle einer bestimmten Person herausarbeitete und dabei vor der Wiedergabe von Häßlichkeit oder von Entstellungen nicht zurückschreckte, keine pockennarbigen Köpfe bzw. Büste hinterlassen hat. Der Laie wird sich kein Urteil erlauben wollen, wenn er z. B. in der Münchener Glyptothek vor der etwa 50 cm hohen Marmorbüste des Kaisers Septimius Severus (193 bis 211 n. Chr.) steht und auf der rechten Stirnseite oberhalb der Augenbraue eine Läsion von etwa 1 1/2 cm Durchmesser entdeckt, die die strahlenförmige Struktur einer Pockennarbe aufweist. Er wird es dem Fachmann überlassen zu bestätigen, daß es sich hier um eine nachträgliche Beschädigung handelt. Ich würde mir also wünschen, daß sich die Archäologie bzw. Kunstgeschichte ebenso für die Seuchengeschichte interessiert wie die Philologie.

Das *Fleckfieber* ist schon deshalb viel schwerer als andere Seuchen durch die Menschheitsgeschichte zurückzuverfolgen, weil es erst in der ersten Hälfte des vorigen Jahrhunderts als Flecktyphus klinisch von dem Bauchtyphus (Typhus abdominalis) abgegrenzt wurde, welche Krankheit heute im deutschen Sprachgebiet noch in der Regel als Typhus ohne bestimmendes Vorderglied bezeichnet wird, während im Englischen und Französischen das Grundwort typhus für die Bezeichnung unseres Fleckfiebers benutzt wird. Noch vor 100 Jahren hat HAESER die Nichtidentität der beiden Krankheitsbilder als noch nicht restlos bewiesen bezeichnet. Erst der Nachweis der Erreger 1884 bzw. 1910 brachte die endgültige Klärung.

Noch weniger gut ist die Bedeutung des *Dengue-Fiebers* für die menschliche Geschichte bekannt, wurde dieses doch erst im 19. Jahrhundert als Krankheitseinheit von anderen verhältnismäßig harmlosen fieberhaften Infekten abgegrenzt, als Epidemien mit auffallenden Symptomen beschrieben wurden; Überträger und die zu den Viren zu rechnenden Erreger sind erst in diesem Jahrhundert identifiziert worden. Retrograd ist man dann zu der Überzeugung gelangt, daß in ärztlichen Berichten aus früherer Zeit die Seuche wiederzuerkennen sei. Mehr als Kuriosum möchte ich einen Hinweis von R. MÜLLER zitieren, daß nach LUKIANOS die Bewohner von Abdera um 300 v. Chr. von einem Fieber ergriffen worden seien, das nach seinen Symptomen als Dengue angesehen werden könne. Auch die gesicherte Geschichte des Gelbfiebers, dessen Erreger in die gleiche Virusgruppe gehört wie der des Dengue-Fiebers, reicht nur bis in das 18. Jahrhundert zurück.

Es scheint demnach aus seuchenhistorischen Gründen kaum möglich zu sein, die Attische Seuche mit einer der in Betracht gezogenen Erkrankungen in der epidemiologischen Form zu identifizieren, in der sie heute auftreten. Es ist aber zu bedenken, daß jede von diesen nur ein Vertreter aus einer Gruppe von Seuchen ist, die mikrobiologisch durch miteinander verwandte Erreger charakterisiert sind, und zwar auch von Seuchen, die bei Tieren auftreten. Wir haben deshalb Überlegungen über einen möglichen Wandel der Seuchenbilder und über Veränderungen der Erreger anzustellen.

Vom Wandel der Seuchenbilder

In den letzten Jahrzehnten ist gern über den Wandel der Krankheiten, die Pathomorphose, gesprochen worden. Hierunter kann zunächst ein Wandel des Krankheitsmosaiks verstanden werden, wenn etwa Pocken oder Typhus in ihrer Bedeutung als Volkskrankheiten durch Herzinfarkt oder Carcinom abgelöst worden sind. Es kann weiter gemeint sein ein Wandel in der Schwere des Krankheitsverlaufs bei einer bestimmten Seuche. Die Letalität des Fleckfiebers war bei den Heeren des Ersten Weltkrieges außerordentlich hoch; bei Personen über 30 Jahren kam die Diagnose Fleckfieber fast einem Todesurteil gleich. Im Zweiten Weltkrieg dagegen war die Tödlichkeit der Erkrankungen auch bei denjenigen Personen bei weitem nicht so hoch, die nicht aktiv immunisiert worden waren. Ich glaube, daß eine derartige Pathomorphose auch bei der Diphtherie stattgefunden hat. Bis in die 90iger Jahre des vorigen Jahrhunderts waren die Diphtheriestationen vielerorts den Chirurgischen Abteilungen der Krankenhäuser angeschlossen. Mein Vater, der Chirurg Rudolf HABS, berichtete z. B. (1892) über 572 innerhalb weniger Jahre notwendig gewordene Tracheotomien. 1890 war von BEHRING das Diphtherie-Heilserum entwickelt worden. Der Rückgang der Sterblichkeit an Diphtherie in den folgenden Dezennien wurde allgemein auf dessen Heilwirkung zurückgeführt. Aber als ich in der Mitte der 20iger Jahre unseres Jahrhunderts auf der Infektionsstation einer Medizinischen Klinik tätig war, mußte ich bei Dutzenden von mit Diphtherie eingelieferten Patienten feststellen, daß ihnen zu spät oder gar nicht Serum gespritzt worden war. Das Tracheotomiebesteck lag immer noch bereit, aber niemals griff der Krankheitsprozeß derart auf den Kehlkopf über, daß ein Eingriff erforderlich geworden wäre. In den letzten Jahrzehnten ist durch die Einführung der aktiven Schutzimpfung eine weitere Pathomorphose der Diphtherie erfolgt, jetzt bedingt durch den wissenschaftlichen Fortschritt. Unter Pathomorphose können wir wohl auch die Beobachtungen rechnen, daß heute als Entzündungs- und Sepsiserreger Keime gefunden werden, die früher als harmlose Saprophyten geführt wurden. Als Beispiel nenne ich die Bedeutung von solchen Angehörigen der Gattung Pseudomonas für den Hospitalismus auf Intensivstationen, die nicht zur Art P. aeruginosa gehören.

Als Erklärungsmöglichkeit für eine Veränderung des Verlaufes einer Infektionskrankheit könnte eine Änderung der Empfänglichkeit des Wirtes oder seiner Immunitätsreaktion angenommen werden. Ich zitiere HAESER (1838), der die Attische Seuche noch mit Beulenpest identifizieren zu können glaubte. Er meinte, daß in ihr eine Krankheitsform zu erkennen sei, „die nosologisch nur als wahre ägyptische Pest zu deuten ist, die aber, da sie zu einer Zeit auftritt, in welche der gesamte Lebensprozeß der europäischen Menschheit noch nicht fähig geworden ist, die volle Eigentümlichkeit der Bubonenpest, welche auf der Höhe ihres universellen Verlaufes in dieser Zeit noch nicht angelangt ist, in sich zu reproduzieren". Auch heute sind unsere Kenntnisse über Pathogenese und Immunitätsgeschehen noch zu dürftig, um derartige Vorstellungen konkretisieren zu können.

Nicht unvorstellbar sind Auslesevorgänge infolge genetischer Änderungen beim Wirt, wenn z. B. heterozygote Träger des Sichelzellanämie-Gens resistent gegen Infektion mit Plasmodium falciparum sind.

Eine Änderung der epidemiologischen Situation aufgrund von geänderten oekologischen oder soziologischen Bedingungen legt die Geschichte der Tollwut nahe: Während noch im Beginn des Jahrhunderts die Infektionen des Menschen im wesentlichen von Hunden und Katzen ausgingen, die menschliche Seuche also eine urbane war, bleibt heute die Tollwut im wesentlichen als silvatische auf die Wildtiere beschränkt. Diese greift eher über Rinder auf Menschen über als über Hunde. Überlegungen über einen Wandel der Seuchen werden vor allem dann auftauchen, wenn Seuchen verschiedener Tierarten, die durch miteinander verwandte Erreger hervorgerufen werden, Erkrankungen des Menschen bedingen können. Als Beispiel mögen die Brucellosen dienen: Seit Beginn des 19. Jahrhunderts wurden in den Mittelmeergebieten fieberhafte Erkrankungen der Menschen beschrieben, die mit charakteristischen Symptomen (Wellenfieber) Mittelmeer- bzw. Maltafieber benannt wurden. 1887 wurde der Erreger als Micrococcus melitensis beschrieben; 1905 wurde nachgewiesen, daß sich die Menschen durch Genuß von Ziegenmilch infizierten. – In den nordeuropäischen Rinderbeständen herrschte ein seuchenhaftes Verkalben, dessen Erreger 1896 gefunden und mit Bact. abortus bezeichnet wurde. Dieser Keim galt als apathogen für den Menschen. Erst 1906 wurde bei einer vergleichenden Untersuchung festgestellt, daß die beiden Erreger systematisch miteinander verwandt und kaum voneinander zu unterscheiden seien; sie wurden in der Gattung Brucella zusammengefaßt. Als um 1928 die ersten Erkrankungen an Wellenfieber beschrieben wurden, die auf den Kontakt mit Rindern bzw. auf den Genuß von Kuhmilch zurückgeführt werden mußten, war die Frage zu entscheiden, ob sie entgegen den bisherigen Erfahrungen durch B. abortus hervorgerufen seien oder ob B. melitensis in einem ihr früher fremden geographischen Raum auf Rinder übergegriffen habe. Die Frage wurde dadurch kompliziert, daß Brucellen auch bei anderen Tieren gefunden wurden und daß Differenzen in den Laboratoriumsmerkmalen eine weitere Aufgliederung in sogenannte „Typen" nahelegten. Ich habe damals (1929) die Möglichkeit erwogen, daß zu dieser Zeit das Pathogenitätsverhältnis zwischen B. abortus, Rind und Mensch auf dem Höhepunkt der Rinderseuche sich in der Richtung verschoben habe, die bereits zwischen B. melitensis, Ziege und Mensch bestand. Sind derartige Meinungen auch Spekulationen, so sollten sie doch dazu anregen, die Faktoren experimentell zu untersuchen, deren Zusammenspiel die Pathogenese bestimmt.

Die zur Erklärung der Attischen Seuche zur Diskussion gestellten Krankheiten des Menschen sind jeweils eine aus einer Gruppe von Seuchen, die je bei verschiedenen Tierarten vorkommen und deren Erreger untereinander verwandt sind, so daß sie in der Systematik zu einer Gattung gerechnet werden. Unter Berücksichtigung der zitierten Angabe über angeblich gleichzeitigen Befall von Vögeln und Hunden während der Attischen Seuche sind Überlegungen berechtigt, ob eine Möglichkeit besteht, daß innerhalb einer Mikroorganismen-Gattung ein Übergang zwischen den Arten bestehen kann, der das epidemiologische Bild, also vor allem die Pathogenitätsbeziehungen zu verschiedenen Makroorganismen verändert.

Von der Entwicklung der Seuchenerreger

Die Lehre von R. KOCH (1878) über die Spezifität und Konstanz der pathogenen Bakterien führte zunächst zu einer Vernachlässigung der Denkmöglichkeit, daß eine Entwicklung der Krankheitserreger die Seuchengeschichte hätte beeinflussen können. Es war eine Ausnahme, wenn SUDHOFF (1910) folgendes schrieb: „Sollte denn der Entwicklungsgedanke, der die gesamte Biologie heute in so führender Weise beherrscht, gerade in der Epidemiologie keine Bedeutung haben? Sollten gerade diese niedrigen einzelligen Organismen, die als Krankheitserreger heute entlarvt sind, in ihrer Gesamtbiologie völlig unveränderlich in allen übersehbaren Jahrtausenden sich bewahrt, vor allem ihre ‚pathogenen Eigenschaften' stets genau in der gleichen Weise betätigt haben? Das wäre an sich schon eine Frage von grundlegender Bedeutung nicht nur für die Gesamtpathologie, sondern fast nicht minder für die gesamte Entwicklungslehre überhaupt."

Die einseitige Ablehnung einer Variabilität der Bakterien war sicherlich zum Teil dadurch mitbedingt, daß diese einzelligen Mikroorganismen im Gegensatz zu den Vielzellern sich asexuell durch eine anscheinend einfache Teilung vermehren. Nachdem aber empirische Untersuchungen gezeigt hatten, daß bei bestimmten Stämmen im Laboratorium faßbare Veränderungen auftreten, brachte der neue Wissenschaftszweig der experimentellen Genetik eine Reihe von Prozessen zur Kenntnis, durch die genetisches Material zwischen Bakterien übertragen werden kann, die erstmals als Transformation 1928 entdeckt wurden.

Von diesen Mechanismen weist die sogenannte Konjugation die größte Ähnlichkeit mit den sexuellen Vorgängen der höheren Organismen auf. Hier sind die Zellen eines Bakterienstammes in Donor- und Rezeptor-Zellen differenziert. Zum Genaustausch kommt es, wenn zwei Zellen, die verschiedenen Paarungsformen angehören, sich paaren. Interessant ist, daß Konjugation sich nicht nur innerhalb einer Art, sondern in der Familie Enterobacteriaceae auch interspezifisch nachweisen ließ.

Genetische Übertragung von Eigenschaften innerhalb einer Art setzt voraus, daß bei einzelnen Zellen Genveränderungen, die auf die Nachkommenschaft erblich übertragen werden, durch Mutation entstanden sind. Daß solche Mutationen bei Bakterien auftreten können und nicht nur durch Selektion bereits vorhandener Individuen mit abweichenden Eigenschaften vorgetäuscht werden, ist seit 1943 bekannt.

Innerhalb einer Gattung differieren die im Laboratorium feststellbaren Merkmale der Arten oft nur wenig; trotzdem können diese sich in der Pathogenität unterscheiden. Entsprechend bestehen auch Unterschiede geringeren Ausmaßes innerhalb dessen, was heute als Art zusammengefaßt wird, die zur Aufstellung von Variationen, sogenannter Typen führte. Auch wenn experimentelle Unterlagen nicht vorliegen und vielleicht nicht erbracht werden können, so ist doch heute die Vorstellung berechtigt, daß genetische Veränderungen auch bei den Eigenschaften auftreten können, die die Infektiosität, die Pathogenität bzw. Virulenz bedingen.

Wenn ich im Vorhergehenden die Mikroorganismen als Erreger den Makroorganismen als Wirten bzw. Befallenen gegenübergestellt habe, so habe ich dabei die Viren zu den Mikroorganismen gezählt. Dies ist aber nur bedingt berechtigt. Denn während die Bakterien den Zellen der Makroorganismen im Stoffwechsel und auch darin ähneln, daß sie sowohl Desoxyribonukleinsäure wie Ribonukleinsäure besitzen, verfügen die Viren immer nur über einen der beiden Nukleinsäuretypen und sind vom Stoffwechsel der Wirtszelle abhängig, sind also von allen zelligen Organismen stärker verschieden, als es zwischen einzelligen und vielzelligen Organismen der Fall ist.

Die Variabilität der Viren betrifft auch die Bildung der in der Immunologie als Antigene bezeichneten Verbindungen derjenigen Substanzen, die im befallenen Makroorganismus eine Antikörperbildung bedingen und für einen Teil der Infektiosität verantwortlich sind. Die Bedeutung derartiger Vorgänge für die Epidemiologie ging aus dem Vortrag über Influenza hervor, den Herr Kollege R. HAAS in der Sitzung vom 3. Febr. 1979 gehalten hat. Antigenshift und Antigendrift des Typs A erklären die Periodizität von Pandemien bzw. Epidemien. Die Fragestellung ist also anders als bei unserem Problem, bei dem die Einmaligkeit eines Seuchengeschehens zu erklären ist. Immerhin ist für unsere Frage von Interesse, daß der Subtyp des Typs A des Influenza-Virus, der für die große Epidemie von 1918/19 verantwortlich war, serologisch identisch mit einem Schweineinfluenza-Virus ist. Wenn wir in unseren Gedankengang die Möglichkeit von Änderungen der Erregereigenschaften einbeziehen, wird es berechtigt, die von EBSTEIN strikt abgelehnte Annahme, daß es sich bei der Attischen Seuche um eine eigentümliche Krankheit, die nie wieder aufgetreten sei, oder um eine inzwischen abgestorbene Krankheit handelte, erneut zu untersuchen.

Epidemiologisch verwertbare Einzelangaben bei THUKYDIDES

Bevor wir die in den vorhergehenden Abschnitten angedeuteten Gedanken auf die Attische Seuche anwenden, ist es nützlich, einige Angaben zu erwähnen, die zur Charakterisierung einer bestimmten Infektionskrankheit verwertet werden können. Ich erinnere zunächst an die Bemerkungen in II,51 und II,57 über die Ansteckungsgefahr durch Kontakt. Dabei ist zu beachten, daß bei der Bemerkung in II,57, daß nämlich ‚bei der Pflege einer am anderen sich ansteckte', auch die Möglichkeit einer Übertragung durch Körper-, Kleider- oder Wohnungsungeziefer in Betracht zu ziehen ist.

Ferner ist auf weitere zwei Stellen in II,51 hinzuweisen. 1. „Sodann sah man auch nicht, daß ein Mensch vor dem anderen hinsichtlich seiner stärkeren oder schwächeren Lebensbeschaffenheit gegen sie (die Seuche) gesichert war", und 2. „indem niemand die Krankheit zum zweitenmal bekam, so daß sie ihm hätte tödlich werden können." – Ich habe an anderer Stelle (HABS 1982) ausgeführt, daß THUKYDIDES den Unterschied von angeborener Resistenz und spezifischer Immunität erkannt hat. Aus den Bemerkungen geht auf jeden Fall hervor, daß die Seuche in die damalige Population von Athen erstmals eingefallen ist und daß sie zumindest eine vorübergehende Immunität hinterließ.

Eine Infektionskrankheit wird epidemiologisch charakterisiert durch ihr Ausmaß (bestimmt als Morbidität = Zahl der während eines bestimmten Zeitraumes in einem Kollektiv beobachteten Erkrankungen) und ihre Gefährlichkeit (bestimmt als Tödlichkeit = Letalität = Zahl der Todesfälle bezogen auf die Zahl der Erkrankungsfälle). Als Letalitätsangabe kann bei THUKYDIDES vielleicht eine solche über die Todesfälle im Rahmen der Krankheitsbeschreibung gedeutet werden. Dabei muß er aber offenbleiben, ob sich eine erwähnte hohe Tödlichkeit auf alle Erkrankten bezieht oder nur diejenigen mit einer bestimmten Komplikation. Zum Beispiel heißt es in II,49: „Kamen sie aber hier (durch das Fieberstadium) durch, so zog sich die Krankheit in den Unterleib, verursachte daselbst heftige Entzündung und einen starken Durchfall. Und dies entkräftete dann die meisten derart, daß sie daran starben." Ich beziehe die Angabe über das Sterben der meisten lediglich auf die Kranken mit Darmkomplikationen. Dies wäre dann eine Letalitätsangabe nur für diese Gruppe der Kranken. Wir finden im übrigen nur Angaben über die Sterblichkeit an der Seuche (Mortalität = Zahl der Todesfälle bezogen auf die befallene Population): Und auch diese Angaben sind in der Regel global, z. B. „In der oberen Stadt nahm das Sterben vollends überhand" (II,48), „und sie starben weg wie die Schafe" (II,54).

Eine verwertbare zahlenmäßige Angabe über die Mortalität einer annähernd bestimmbaren Altersklasse innerhalb einer bestimmten Zeit finden wir für das Expeditionscorps, das an der Belagerung von Potidäa teilnahm. Es bestand (II,56) aus 4000 athenischen Hopliten und 300 Reitern, von denen innerhalb von 40 Tagen 1050 der Seuche zum Opfer fielen (II,58). Dies entspricht also einer Mortalität von etwa 26,25% für gesunde erwachsene Männer, die wohl überwiegend aus Angehörigen der Altersstufen der Exepheben und der jungen Männer etwa bis zum 35. Lebensjahr bestanden haben dürften.

Eine gewisse Kontrolle ist möglich durch einen Vergleich der Gesamtverluste bis Ende des Winters 427/26 (III,87), der mit 4400 Hopliten und 300 Reitern angegeben wird. Der Verlust kann in Relation gesetzt werden zu der Kriegsstärke der Athener bei Beginn des Krieges (II,13). Diese betrug 13 000 Hopliten als Kampftruppe und 16 000 als Festungsbesatzung, ferner 1200 Reiter, die leichten

Reiter nicht mitgerechnet, und 1600 Bogenschützen. Für die Reiter ergibt sich damit eine Seuchenverlustquote von 25%; bei den Hopliten betrüge sie etwa 33,9%, wenn man die Toten lediglich auf die Kampftruppe bezieht, aber nur 15,17%, wenn man sie auf alle Hopliten einschließlich derjenigen der Festungsbesatzung umrechnet.

Aus diesen Angaben, daß der Seuchenverlust etwa 1/4 der kampffähigen Männer betragen haben muß, lassen sich gewisse Rückschlüsse auf Angaben wie diese, daß „von dem übrigen Volke eine ungezählte Menge" umgekommen seien (III,87), ziehen. Wenn wir also lediglich Mortalitätszahlen haben, so können wir aus im Text verstreuten Angaben, z. B. II,58: „Denn die Krankheit, welche sie mitbrachten, brachte die Athener sehr in Not, indem das ganze Heer davon angesteckt wurde", schließen, daß auch die Morbidität außerordentlich hoch war. Dies spricht nicht nur für eine fehlende Resistenz, sondern auch für eine fehlende erworbene Immunität der Bevölkerung, also dafür, daß die Seuche in dieser Generation erstmalig in den Machtbereich der Athener eingefallen war.

Es wäre erwünscht, wenn wir zur Ergänzung bzw. Kontrolle der Zahlenangaben über die Seuchentodesfälle bei der waffenfähigen männlichen Bevölkerung auch solche über die weibliche Bevölkerung erhalten könnten. Es ist aber nicht unerwartet, daß in der Geschichte eines Krieges Angaben über Frauen selten sind. Erwähnt werden sie in der Regel, wenn ein Ort vor der Belagerung von ihnen und den Kindern geräumt wird, oder wenn sie nach der Eroberung einer Stadt als Sklaven verkauft werden (z. B. III,68). Kurz darauf (III,74) finden wir eine rühmende Ausnahme bei der Schilderung der Unruhen in Kerkyra: „Das Volk behielt die Oberhand, wie denn auch die Weiber ihnen heldenmütig beistanden, mit Ziegeln von den Häusern herunterwarfen und sich gegen ihre natürliche Furchtsamkeit aus dem Lärm nichts machten." Mitteilungen über die Opfer, die die Seuche sicherlich auch unter den Frauen gefordert hat, finden wir nicht.

Erwünscht wären auch Angaben über den Befall der jüngeren Altersgruppen, da unter bestimmten epidemiologischen Bedingungen Seuchen als Kinderkrankheiten endemisch werden können, so auch die Pocken. In diese Richtung scheinen zunächst folgende Stellen zu weisen: Es findet sich einerseits für die Zeit vor dem Krieg (II,8) die Angabe, daß damals sowohl in Athen wie in der Peloponnes zahlreiche Jugend vorhanden war, andererseits wird für den Sommer 415 v. Chr. berichtet (VI,26), „Gerade aber hatte sich die Stadt erholt von der Seuche und dem ununterbrochenen Krieg, hinsichtlich der Jugend, die nachgewachsen war, und der Anhäufung von Geld infolge des Waffenstillstandes; ...". Da die Seuche im Winter 426/25 ihre Ende gefunden hatte (III,87), so waren die ältesten Nachseuchenkinder erst etwa 10 Jahre alt. Die jetzt waffenfähigen Jahrgänge könnten also nicht stärker dezimiert worden sein als die damals Erwachsenen. Es bleibt die bereits gezogene Folgerung, daß eine Infektionskrankheit, die eine spezifische Immunität hinterläßt, in die jetzt lebende Generation zum ersten Mal eingebrochen sein konnte.

Die Loimologie der Pocken

Wie die anderen zur Diskussion gestellten Krankheiten sind die Pocken (Blattern) des Menschen nur eine von den Seuchen, die bei verschiedenen Wirbeltierarten vorkommen. Gemeinsam ist ihnen, daß sie in der Regel keiner Überträger bzw. Zwischenwirte bedürfen. Die Erreger, die in der Gattung Poxvirus zusammengefaßt sind, gehören zu den komplex gebauten DNS-haltigen Viren. Sie sind so groß, daß sie sich mit besonderen Färbemethoden noch lichtmikroskopisch darstellen lassen. Aufgrund von morphologischen und antigenen Eigenschaften lassen sich mehrere Untergruppen unterscheiden. – Die pathogenen Eigenschaften der Poxviren variieren von der Erzeugung hochakuter Allgemeininfektionen über solche mit mehr chronischem Verlauf bis zur Tumorbildung. So gibt es beim Menschen außer den echten Pocken (Variola vera) auch die Infektion durch das Poxvirus molluscum, das zur Bildung zahlreicher Knötchen in der Epidermis führt und gutartig verläuft. Das Variolavirus gehört zu der ersten Untergruppe der Poxviren, als deren Typspecies das Vacciniavirus, also das zur Schutzimpfung verwendete Virus, angesehen wird. Zu dieser Gruppe, die durch gemeinsame Antigene charakterisiert ist, gehört außerdem das Virus der originären Kuhpocken, das Virus der Kaninchenpocken und dasjenige der Affenpocken, alles Erkrankungen, die ähnlich den menschlichen Pocken verlaufen. Beim Variolavirus wird heute in der Regel von dem Virus der Variola major, also der schweren, oft tödlich verlaufenden Erkrankung, das Virus einer Variola minor, früher in der Regel als Alastrim bezeichneten, gutartigeren Erkrankung mit geringer Todesrate abgetrennt. Es wird angenommen, daß es sich bei dem Erreger um eine Mutante des Variola major-Virus handelt. Diskutiert wurde aber auch, ob es nicht durch Konjugation von Variola- und Vaccinia-Virus bei gleichzeitigem Befall derselben Wirtszelle entstehen kann.

Die echten Pocken (Variola vera) werden von Mensch zu Mensch durch Kontakt übertragen. In erster Linie kommt die Tröpfcheninfektion in Betracht, daneben auch diejenige durch Staub, der aus virushaltigen Tröpfchen entstanden ist, ferner durch Berührung und unter Umständen durch mechanische Verschleppung durch Fliegen von Kranken auf Gesunde. Das Pockenvirus ist höchst infektiös; offensichtlich sind alle Menschen empfänglich, so daß eine natürliche Resistenz nicht beobachtet wird. Die Übertragung der Pocken wird begünstigt durch primitive Lebensbedingungen, insbesondere beengte Wohnverhältnisse. Eine Bevorzugung bestimmter Jahreszeiten besteht nicht, wenn man eine saisonabhängige Änderung der soziologischen Verhältnisse außer Betracht läßt. Da der Pockeninfizierte bereits während des Inkubationsstadiums, also vor Auftreten der charakteristischen Krankheitserscheinungen infektiös wird, erfolgt die Verschleppung von Wohnort zu Wohnort leicht durch den Reiseverkehr. Die epidemiologischen Charakteristica der Pocken hatten diese früher, bevor wirksame Verhütungs- und Bekämpfungsmaßnahmen möglich waren, zu einer Seuche von Kriegs- und Notzeiten werden lassen. Die Pocken durchseuchen bei ihrem Erstauftreten in einer Gemeinschaft alle Altersgruppen der Bevölkerung, so daß die Seuche zu erlöschen scheint. Bei einer Neueinschleppung werden vorwiegend die in der Zwischenzeit geborenen Kinder befallen. Die Seuche breitet sich langsamer aus, nistet sich ein und kann zur endemischen Kinderkrankheit werden.

Die Kuhpocken sind auch auf die Menschen übertragbar.

Die Affenpocken sind vielleicht keine einheitliche Seuche. Es gibt Epidemien, die in Zusammenhang mit menschlichen Variola-Erkrankungen stehen, wobei die Erkrankung beim Affen in der Regel leichter zu sein scheint, aber auch Spontanerkrankungen an Affenpocken ohne erkennbaren Zusammenhang mit menschlichen Krankheitsfällen.

Das größte Pathogenitätsspektrum hat das Vaccinia-Virus, das gewöhnlich auf der Haut des Rindes fortgezüchtet wurde, aber auch auf Ziege, Schaf, Pferd, Esel und Kaninchen übertragen werden kann. Man kann mit HERRLICH (1963) annehmen, daß das Vacciniavirus als Urpockenvirus anzusehen ist, von dem die anderen Pockenviren abstammen, die in der Folge biologisch und serologisch stabile infektiöse Agentien geworden sind. Ihre Pathogenität beschränkt sich dann im wesentlichen auf *einen* Wirt. (Das in der Systematik oft getrennt geführte Kaninchen-Pockenvirus ist vielleicht nur eine Laborform von Vacciniavirus.) Es läßt sich weiterhin die Vorstellung entwickeln, daß bei der Anpassung an einen bestimmten Wirt bzw. bei der Auslese der für diesen Wirt besonders pathogenen Stämme das klinische Krankheitsbild schwerer ist als das der Urpocken. So verläuft ja die Infektion mit dem Vacciniavirus beim Menschen wesentlich leichter als diejenige mit dem Variolavirus; die erstere immunisiert aber gegen die zweite.

Eine Sonderstellung nehmen die nicht auf den Menschen übertragbaren Mäusepocken (Ektromelie) ein. Bei diesen kommt es zu einer hochakuten, meist tödlich verlaufenden Erkrankung mit Schwellung, Abschnürung und Verlust der Extremitäten und des Schwanzes sowie Schwellungen am Kopf. Ich erwähne dies in Hinblick auf die entsprechenden von THUKYDIDES beschriebenen Komplikationen. Bei mehr chronisch verlaufenden Infektionen kommt es zu Hautveränderungen am Infektionsort, also an der Biß- bzw. Kratzstelle, zu Konjunktivitis. Es gibt auch Infektionen, bei denen keine klinischen Erscheinungen auftreten, wohl aber Antikörperbildung erfolgt, und solche, bei denen auch dieses nicht der Fall ist, also latente Verlaufsformen.

Ein Beispiel für die Möglichkeit einer Virulenzänderung gibt das zu einer anderen Untergruppe der Poxviren gehörende Myxomatosevirus des Kaninchens. Der ursprüngliche Träger des Virus ist das brasilianische Wildkaninchen, das nur mit einzelnen Hautknoten leicht erkrankt. Im Gegensatz zu diesem erkranken die europäischen Haus- und Wildkaninchen aus der Gattung Oryctolagos sehr schwer mit ausgeprägten Ödemen am Kopf, an der Anal- und Genitalgegend und daneben zahlreichen Tumoren an der übrigen Körperoberfläche. Sowohl in Australien wie in Europa waren die ersten Jahre der Myxomatose-Epidemien durch eine fast hundertprozentige Mortalität ausgezeichnet. Später tauchten aber abgeschwächte Virusstämme mit stark reduzierter Virulenz auf. Man stellt sich vor, daß es sich um eine Auslese handelt, die dann zustande kommt, wenn sie als Überträger dienenden Stechfliegen Virus von Kaninchen aufnehmen, die nicht schnell sterben, wobei es auch eine Rolle spielen kann, daß verschiedene Kaninchen-Populationen eine verschiedene Widerstandsfähigkeit gegenüber der Seuche besitzen.

Nimmt man mit HERRLICH aufgrund dieser und ähnlicher Beobachtungen an, daß die Pockenviren sehr plastisch sind, so wird die Hypothese diskutierbar, daß bei dem Übergang von der einen auf die andere Tierart das Krankheitsbild sich deutlich ändert und daß bei einer Art eine bis dahin unbekannte Seuche auftritt.

Die Loimologie der Fleckfieber

Das klassische Fleckfieber, dessen Krankheitsbild von einer Reihe von Autoren der Deutung der Attischen Seuche zugrundegelegt wurde, führt auch die Bezeichnung epidemisches Fleckfieber oder Läusefleckfieber. Der letztere Name ergibt sich aus der Tatsache, daß der Erreger, Rickettsia prowazeki, von der Kleiderlaus beim Blutsaugen an einem Kranken aufgenommen wird, sich in dem Epithel deren oberer Darmabschnitte vermehrt und später mit dem Kot ausgeschieden wird. Beim nächsten Blutsaugen an einem gesunden Menschen wird Kot abgesetzt, und es kommt zur Infektion, wenn sich der Gebissene an der juckenden Stichstelle kratzt und so die Rickettsien in die Haut einbringt. Eine andere Infektionsmöglichkeit besteht, wenn der Läusekot eintrocknet, verstäubt und dann z. B. in die Bindehaut eines Gesunden gelangt.

Die Loimologie des epidemischen Fleckfiebers steht demnach in Korrelation zum Verlausungsgrad einer Bevölkerung. Vorbedingungen für eine Epidemie sind bei sinkender Körperpflege gegeben, wenn z. B. die Bevölkerung zusammengedrängt leben muß oder wenn aus Witterungsgründen wärmende Bekleidung ständig getragen, wenig gewechselt und gereinigt wird. Demzufolge ist das Fleckfieber in unseren Breiten einerseits eine Seuche der Wintersaison und tritt andererseits vor allem in Not- und Kriegszeiten, insbesondere in belagerten Ortschaften auf. Empfänglich für das epidemische Fleckfieber sind alle Lebensalter. Eine Bewertung der altersabhängigen Morbidität ist dadurch erschwert, daß die Krankheit im Kindesalter wenig charakteristisch verlaufen kann, selten tödlich endet und deshalb nicht immer diagnostiziert wird. Da das Fleckfieber eine langdauernde Immunität hinterläßt, kann es in Endemiegebieten zur Kinderkrankheit werden. – Die Letalität ist ganz allgemein altersabhängig. Für die Altersgruppe der 18 bis 30jährigen werden in den Lehrbüchern Werte von 5% bis 25% angegeben. Im 1. Weltkrieg wurde die Diagnose Fleckfieber bei über 30jährigen fast als Todesurteil angesehen.

Der Erreger des epidemischen Fleckfiebers gehört zu der Bakterienfamilie der Rickettsiales, die aufgrund ihrer Kleinheit und der Vermehrung ausschließlich in lebenden Zellen früher vielfach zu den Viren gerechnet wurden, aber die morphologischen und biochemischen Eigenschaften der Bakterien besitzen. Zur Gattung Rickettsia werden etwa 10 Arten gezählt, für die jeweils charakteristische Insekten bzw. Spinnentiere als Zwischenwirte oder Überträger dienen. Die Ökologie der Überträger bedingt bei einigen von ihnen eine geographische Bindung. Die meisten rufen ein Krankheitsbild hervor, das dem des epidemischem Fleckfiebers ähnlich ist.

Nun kommen im Mittelmeer außer dem Läusefleckfieber auch heute noch zwei andere Fleckfieberarten endemisch vor (vgl. bei REITHMANN). Als murines Fleckfieber oder endemisches Rattenfleckfieber wird die Erkrankung durch R. mooseri bezeichnet, die in der Regel leichter verläuft als die an Läusefleckfieber. Die Erkrankung wird von Ratte zu Ratte durch den Rattenfloh Pulex cheopis übertragen, durch diesen auch auf den Menschen, von Mensch zu Mensch dann in der Regel durch den Menschenfloh Pulex irritans. Die Erreger vermehren sich in den Darmepithelien der Flöhe und finden sich reichlich in deren Kot. Mit einer Verbreitung durch Kotstaub, beim Menschen auch durch Tröpfchen muß gerechnet werden. Die Tatsache, daß die Gefährdung des Menschen in der Regel von Ratten ausgeht, macht verständlich, daß die Seuche oft an Häuser gebunden ist und daß epidemische Häufungen in Hafenstädten und auf Schiffen auftreten. Von einer derartigen Erkrankungsgruppe um 1930 in Toulon erhielt die Seuche auch den Namen Touloner Schiffsfieber. Analoge Seuchenvorkommen sind von allen Kontinenten beschrieben worden.

Aus der Gruppe der Zecken-Fleckfieber, die in vielen Erdteilen beobachtet werden, wird das endemische Mittelmeer-Zeckenfleckfieber (EMZF) auch als Fièvre boutonneuse bezeichnet. Diese Name Knopf-Fieber rührt daher, daß an der Bißstelle als Primärläsion ein flaches Geschwür entsteht, das mit einer schwarzen Kruste bedeckt ist. Der klinische Verlauf entspricht in der Regel dem eines leichten epidemischen Fleckfiebers; bei alten Menschen ist die Prognose nicht immer gut.

Der Erreger R. conori hat als Wirte ursprünglich Wildtiere, insbesondere Nager, und auch Haustiere; der Befall des Menschen geht in der Regel von Hunden aus. Als Zwischenwirt dient die Zecke Rhipicephalus sanguineus. Dabei ist zu bemerken, daß das Zecken-Weibchen die Erreger auch transovariell auf die Nachkommenschaft überträgt.

Die Aktivität der erwachsenen Zecken ist im Sommer am höchsten; die Seuche hat in dieser Jahreszeit einen entsprechenden Gipfel. Die Übertragung aufden Menschen erfolgt gelegentlich auch mit der Augenbindehaut als Eintrittspforte, wenn etwa eine Zecke beim begleitenden Hund mit dem Finger entfernt wird und dann die Augen gerieben werden.

Vom klinischen Verlauf ist erwähnenswert, daß er oft schwerer ist als der des murinen Fleckfiebers, daß das Exanthem häufig petechial bzw. haemorrhagisch ist, und daß infolge des Befalles des Endothels der kleinen Blutgefäße Nekrosen an Fingern, Zehen, Ohrläppchen und Genitalien auftreten können.

In der Neuen Welt gibt es ein durch die immunologisch verwandte R. rickettsi verursachtes Zeckenfleckfieber, das auch als Rocky Mountains spotted Fever bekannt ist. Von anderen Rickettsiosen will ich noch erwähnen, daß ein in den Vereinigten Staaten durch R. akari bedingtes Fleckfieber den Namen Rickettsienpocken trägt.

Ich möchte hier auf eine andere Angabe (II,50) hinweisen, die zu einer loimologischen Auswertung reizen könnte, daß nämlich Vögel und Hunde entgegen ihren Gewohnheiten an die menschlichen Leichen nicht herangingen oder aber starben, wenn sie davon gefressen hatten. Diese Angabe ist für die Vögel von THUKYDIDES selbst relativiert worden. Was die Hunde anbelangt, so könnte man daran denken, daß diese in der Nachbarschaft des Menschen der Hauptwirt des Zeckenfleckfiebers sind; hierzu muß aber bemerkt werden, daß die Infektion mit Rickettsien beim Hund in aller Regel latent bleibt.

Die Loimologie der Dengue- und verwandten Fieber

Unter den früher diskutierten Diagnosen für die Attische Pest befand sich auch das Gelbfieber. Wenn die entsprechenden Überlegungen später aufgegeben wurden, so lag dies wohl in erster Linie daran, daß in der Beschreibung von THUKYDIDES ein leicht erkennbares Hauptsymptom vermißt wird, nämlich die in der zweiten Phase des klassischen Verlaufs auftretende starke Gelbsucht (Ikterus); andere Symptome des Gelbfiebers sind besser oder jedenfalls nicht schlechter in das Krankheitsbild des THUKYDIDES hineinzudeuten als diejenigen der übrigen erörterten Infektionen. In Kapitel II,49 heißt es (in der Übersetzung von HAGEN): „Die Haut war weder allzu warm, wenn man sie anfaßte, noch chlorotisch, sondern rötlich, bleifarben...". Mit chlorotisch ist χλωρός übersetzt, mit rötlich ὑπέρυθρος, mit bleifarben πελιτνός. Bei GÜTHLING heißt es entsprechend blaß – rötlich – dunkelblau.

Die Übersetzung von ὑπέρυθρος braucht nicht diskutiert zu werden. Für χλωρός finden wir bei JACOBITZ und SEILER: „eigentlich von der Farbe der jungen Saat oder der ersten Frühlingskeime, d.h. blaßgrün, hellgrün, grüngelb, grünlich, gelblich". οὔτε χλωρός des Körpers kann dann kaum anders als das Fehlen von Gelbsucht angesehen werden. Nun ist aber zugegeben, daß in jeder Epidemie auch anikterische Formen beobachtet werden; mit unseren Kenntnissen würde aber nicht übereinstimmen, wenn in einer bestimmten Epidemie kein Fall von Gelbsucht aufgetreten wäre. – Für πελιτνός finden wir ‚schwärzlich, schwarzblau, besonders von der Farbe einer mit Blut unterlaufenen Stelle, übh. dunkelfarbig; bleich, blaß.' Es mag sein, daß das Wort an dieser Stelle als Hinweis auf die nicht seltenen petechialen Hautblutungen aufgefaßt werden kann, also auf die hämorrhagische Komponente der Erkrankung hinweist. Wenn aber v. HAGEN πελιτνός mit ‚bleifarben' übersetzt, so wären die Altphilologen zu fragen, ob auch ‚bronzefarben' möglich wäre; wir wären dann versucht, doch einen Ikterus anzunehmen, der beim Gelbfieber bis zu diesem dunklen Farbton gehen kann.

Aus der Epidemiologie des Gelbfiebers ist bemerkenswert, daß es im 17. Jahrhundet zuerst in den städtischen Siedlungen des tropischen Süd- und Mittelamerika als klinische Einheit erkannt, dann auch aus Afrika gemeldet wurde, wobei meist angenommen wird, daß das letztere die eigentliche Heimat ist. Nachdem am Ausgang des vorigen Jahrhunderts bewiesen worden war, daß die in kleinsten Wasseransammlungen brütende Haus- und Stadtmücke Aëdes aegypti, in welcher sich das Virus vermehrt, der Übertrager ist, gelang durch systematische Mückenbekämpfung eine weitgehende Ausrottung der Seuche. – Einzel- und Gruppenerkrankungen weitab von großen Siedlungen zeigten aber wenige Jahrzehnte später, daß es neben dem Stadt-Gelbfieber eine zweite loimologische Form gibt, für die im Urwald bzw. Dschungel Affen das Erregerreservoir abgeben, zwischen denen andere Aedesarten und auch Stechmücken anderer Gattungen die Infektkette bilden.

Nachdem 1936 die Kultur des Gelbfieber-Virus gelungen war, zeigte es sich später, daß es in die gleiche Gruppe von kleinen RNS-haltigen Viren gehört wie die vier oder mehr serologisch differenzierbaren Typen der Dengue-Fieber. Diese werden zu der etwa 30 Typen bzw. Arten umfassenden Gruppe B der Arbo-Viren gerechnet, die auch als Flaviviren bezeichnet werden. Neben der mikrobiologischen Beziehung besteht auch eine loimologische Beziehung dahingehend, daß ebenfalls Aëdes aegypti Übertrager des Dengue-1-Virus ist, das in unregelmäßigen Abständen bis in das Mittelmeergebiet vorstieß.

Noch vor wenigen Jahrzehnten war es eine Ausnahme, wenn das Dengue-Fieber differentialdiagnostisch zur Erklärung der Attischen Seuche herangezogen wurde, so in einer mir nicht zugänglichen Veröffentlichung von BETEAU 1934, zitiert nach SCHLOSSBERGER (1954) und nach HERTER (1972). Denn in den Hand- und Lehrbüchern wurde die Seuche ganz allgemein der geringen Letalität wegen zu den leichten Sommerfiebern der warmen Länder gerechnet (vgl. DOERR und RUSS 1923). Die Dengue ist durch ein kurzes leicht verlaufendes Fieber, ein vorübergehendes makulopapulöses maserähnliches Exanthem, Drüsenschwellungen, vor allem aber durch auffallende Gelenk- und Muskelschmerzen, die zu einem gezierten Gang führen, der dem Krankheitsbild den Namen gegeben hat, gekennzeichnet. Hauptwirte waren wahrscheinlich ursprünglich Urwaldaffen, Überträger Urwaldstechmücken. Sekundär wurde dann der Mensch befallen, in dessen Siedlungen die Mücke Aëdes aegypti die Überträgerrolle übernahm. Diese Mücke brütet in kleinsten klaren Wasseransammlungen, also in Krügen und anderen Trinkwasserbehältern, aber auch in Scherben und weggeworfenen Dosen usw. und ist dementsprechend eine ausgesprochene Stadt-, sogar Hausmücke, die als Blutspender den Menschen bevorzugt. Entsprechend der Biologie des Überträgers hat die Krankheit ihren Saisongipfel im Mittelmeerbereich im Sommer. Befallen werden alle Lebensalter. Bei starker und anhaltender Durchseuchung wird die Dengue zur Kinderkrankheit.

Die letzte große Epidemie im europäischen Mittelmeerraum herrschte 1928/29 in Athen; es erkrankten etwa 80% der Bevölkerung. Bei einer kleineren Epidemie in Kairo 1937 war auffallend, daß von etwa 2500 Erkrankungen 50 tödlich verliefen. Bei den wenigen in Griechenland zur Sektion gekommenen Erkrankungen wurden gelegentlich haemorrhagische Komponenten in Leber und Niere beobachtet, die die klinische Verwandtschaft zum Gelbfieber bezeugen.

In der Mitte der 50iger Jahre wurden nun im südostasiatischen Raum schwere Epidemien beobachtet, die durch ausgedehnte Haemorrhagien und Schocksymptome bei hoher Letalität gekennzeichnet sind, so daß sie in der Epidemiologie die eigenständige Bezeichnung „Dengue-Haemorrhagisches Fieber" erhielten. Die Annahme, daß diese neue, schwere Form durch Mutation der Erreger bedingt sei, schien zunächst deshalb naheliegend, weil neben den bis dahin bekannten zwei serologischen Typen des Virus zwei weitere gefunden wurden. Die auffallende Tatsache, daß vom Dengue-haemorrhagischen Fieber fast ausschließlich Einheimische und ganz überwiegend Kinder befallen werden, spricht aber für die heute im Vordergrund stehende Theorie, daß die schweren Erscheinungen dadurch bedingt sind, daß bei einer zweiten Infektion, ggf. mit einem anderen Erregertyp, abweichende pathogene Immunreaktionen auftreten. Ich darf auf eine auf Anregung von Herrn Kollegen JUSATZ von Frau WELLMER durchgeführte Untersuchung über das Vorkommen in Thailand verweisen.

Zu erwähnen ist schließlich, daß Angehörige dieser Virusgruppe auch haemorrhagische Erkrankungen bedingen, die durch Zecken übertragen werden, z. B. das sogenannte Omsk-haemorrhagische Fieber in Sibirien oder die Kyasanur-Forest-Disease in Indien.

Zusammentreffen mehrerer Krankheiten

Die Vielzahl der von THUKYDIDES der Attischen Seuche zugeschriebenen Symptome macht es verständlich, daß nicht selten versucht wurde, ein Zusammentreffen mehrerer Krankheiten zur Erklärung heranzuziehen. Es ist an verschiedene Möglichkeiten zu denken.

1. Wenn THUKYDIDES erkennen läßt, daß bestimmte Erscheinungen nicht bei allen Kranken aufgetreten sind, so läßt sich annehmen, daß eine der endemischen, bei jeder Belagerung vermehrt auftretenden Seuchen als Zusatzursache bei den Erkrankten aufgetreten ist. So kann etwa für II,49 angenommen werden, daß die im 3. und 4. Satz beschriebenen Darm-Komplikationen durch eine Dysenterie bedingt waren. Eine entsprechende Vermutung hatte RODENWALDT 1955 geäußert (zitiert nach RATH 1956). Eine weitere Möglichkeit zur Erklärung auffallender Verlaufsformen sehe ich im Hinzutreten von bakteriellen Infektionen durch praktisch ubiquitäre Erreger, insbesondere Eitererreger. So hat BÉTEAU an eine Kombination mit Erysipel gedacht.

2. Eine zweite Gruppe von Annahmen ist dahingehend möglich, daß mehrere großen Seuchen gleichzeitig grassieren. So wurde wiederholt angenommen, daß als Attische Seuche Fleckfieber und Pocken nebeneinander herrschten. Nun geht aus keiner Stelle des Textes hervor, daß bei einigen Erkrankten nur der eine, bei anderen nur ein anderer Symptomenkomplex aufgetreten sei. Eine Kritik aus epidemiologischer Sicht muß darauf hinweisen, daß die beiden Seuchen völlig verschiedene Infektketten haben, daß auch die Inkubationszeit verschieden ist. Es ist demnach unwahrscheinlich, daß die Mehrzahl der Kranken gleichzeitig an beiden Infektionen leiden und damit alle geschilderten Krankheitserscheinungen hätten aufweisen können. Ausschließen sollte man aber nicht, daß etwa bei der Annahme von Pocken als Grundseuche gelegentlich Fleckfieberinfektionen bei einzelnen Erkrankten hinzukamen. (Hiermit wollte z. B. v. HAGEN das Auftreten vom Verlust von Händen, Füßen, Geschlechtsteilen durch Gangrän erklären, einem Symptom, das zur Fleckfieber-, aber nicht zur klassischen Pockenerkrankung gehört.)

Von HAGEN nahm an, daß derartige Zweitinfektionen vor allem bei der in Notunterkünften untergebrachten und dadurch stark der Verlausung ausgesetzten geflüchteten Landbevölkerung vorkamen. Damit würden diese Krankheitserscheinungen aber zu den unter 1. genannten zusätzlichen Komplikationen gehören.

Aus loimologischer Sicht ist es unwahrscheinlich, daß gleichzeitig Pocken und Dengue-Haemorrhagisches Fieber geherrscht haben könnten, und noch unwahrscheinlicher, daß das letztere mit seinem Sommergipfel mit dem Läusefleckfieber mit Wintergipfel gemeinsam epidemisch gewesen sei. Man muß eher annehmen, daß die in der Regel als äußerst exakt bezeichnete Krankheitsbeschreibung als eine Kompilation der Symptome bei verschiedenen erkrankten Menschen durch THUKYDIDES anzusehen ist.

3. Eine weitere Erklärung ungewöhnlicher Verlaufsformen besteht in der Annahme eines bereits bestehenden nichtinfektiösen Leidens, das die Hauptkrankheit modifiziert. So hat KOBERT (1889) die Hypothese aufgestellt, daß die Attische Seuche als Blattern-Epidemie bei einer an latentem Ergotismus leidenden Bevölkerung aufzufassen sei. So sehr eine solche Annahme geeignet ist, diejenigen Symptome zu erklären, die uns bei den Pocken nicht geläufig sind, so hat neben klinischen bereits EBSTEIN (1899) auch solche Gegengründe zusammengetragen, die ich als loimologisch bezeichnen möchte. Die Mutterkornvergiftungen fallen in der Regel in den Zeitraum der Ernte; die Attische Seuche begann aber im Frühjahr, als sich die Bevölkerung noch vor der vorherigen Ernte ernährte. Insbesondere aber: Claviceps purpurea bildet vor allem an Roggen das giftige Secale cornutum; in Attika bestanden aber 9/10 des angebauten Getreides aus Gerste und 1/10 aus Weizen, also insgesamt aus Cerealien, welche für die Ergotinvergiftung erfahrungsgemäß nicht in Betracht kommen.

Wir würden heute vielleicht daran denken, daß durch eine Hypovitaminose die uns ungewohnten Verlaufsformen bedingt waren, würden wegen der haemorrhagischen Erscheinungen vielleicht an einen latenten Skorbut denken. Hiergegen spricht bereits, daß die Seuche nicht im späten Verlauf eines erschöpfenden Krieges, sondern am Beginn desselben auftrat. Ferner heißt es in II,8, daß sowohl in der Peloponnes wie in Athen viel Jugend vorhanden war, die nicht ungern den Krieg aufnahm, da sie ihn nicht kannte; offensichtlich muß diese Jugend in einer körperlich sehr guten Verfassung gewesen sein. Ich sehe also keine Möglichkeit, durch die Annahme einer Hypovitaminose den modifizierten Krankheitsverlauf zu erklären.

Analyse

Wenn wir prüfen wollen, für welche der in Betracht gezogenen Krankheitsgruppen die Wahrscheinlichkeit am größten wäre, daß die Attische Seuche mit ihr zu identifizieren wäre, so gehe ich von den derzeitigen, also sozusagen klassischen Seuchenbildern der Lehrbücher aus und deute das nur an, was über deren Wandel und über die Entwicklung der Seuchenerreger ausgeführt wurde.

1. Wir fragen als Erstes, ob eine Wahrscheinlichkeit besteht, daß bereits zur Zeit des Peloponnesischen Krieges mit ihrem Ausbruch zu rechnen gewesen sein könnte. Bezüglich der Pocken habe ich bereits betont, daß wir keine Anhaltspunkte dafür haben, daß diese im klassischen Altertum in Europa herrschten.

Beim Fleckfieber sind die Überlegungen dadurch erschwert, daß dieses, auch als Typhus exanthematicus oder Flecktyphus bezeichnet, erst im vorigen Jahrhundert klinisch von dem Bauchtyphus (Typhus abdominalis) abgegrenzt wurde. Es ist unzweifelhaft, daß unter der Bezeichnung Typhus auch das Fleckfieber als Kriegs- und Hungerseuche mindestens seit dem Mittelalter eine große Rolle in Europa gespielt hat. In ruhigeren Zeiten konnte es zur endemischen Kinderkrankheit werden. Ich sehe keinen Grund auszuschließen, daß die gleiche epidemiologische Situation bereits im Altertum bestand.

Dengue-Epidemien mit den typischen Symptomen sind mit Sicherheit bereits aus der 2. Hälfte des 18. Jahrhunderts nachweisbar. Für die vorhergehende Zeit ist es durchaus wahrscheinlich, daß sich die Seuche hinter nur ungenügend beschriebenen Massenerkrankungen verbirgt. Auch hier gilt, daß in Endemiegebieten die Seuche im wesentlichen in Form von Einzelerkrankungen oder kleinen Gruppenerkrankungen sowie als Kinderkrankheit auftreten kann und damit unauffällig bleibt.

2. Daß die Attische Seuche sich anfänglich in Aethiopien, Aegypten und im Reich des Großkönigs geäußert haben soll, wäre geomedizinisch mit den drei diskutierten Seuchen vereinbar. Für die Pocken müßte allerdings angenommen werden, daß sie auf irgendeinem Weg von Indien nach Afrika gekommen seien. Läßt man die Vorgeschichte außer Betracht, für die sich ja THUKYDIDES nicht verbürgt, so kann man diskutieren, ob nicht bei einer der Seuchen ein Wandel des Erregers und mit ihm verbunden ein Übergang auf einen anderen Zwischenwirt erfolgt sei. Ich würde dann in erster Linie an die Fleckfiebergruppe denken.

3. Daß die Seuche mit Beginn des Sommers nach Athen, und zwar zunächst in den Piräus einbrach, ist in jedem der drei Fälle mit der Tatsache vereinbar, daß erst mit der Eröffnung der Schiffahrt im Frühjahr Schiffe mit infizierten bzw. läusebefallenen Menschen, bei Dengue auch mit infizierten Stechmücken an Bord über die Ägäis bzw. über das Libysche Meer kommen konnten. – Die Angabe (II,47), daß die Seuche vor dieser Zeit bereits an verschiedenen Orten, besonders in Lemnos, gewütet haben soll, würde ich gerne zugunsten der Dengue auswerten, falls eine Generation undurchseuchter Menschen herangewachsen war und/oder die Aëdes-Dichte sich vergrößert hatte. Jedenfalls ist ein auffallender plötzlicher Ausbruch bei Dengue eher vorstellbar als bei Fleckfieber, da sich der Verlausungsgrad und damit auch das Endemieverhalten dieser Seuche in soziologisch ruhigen Zeiten erst langsam ändert. Auch die kurze Dauer des ersten Seuchengipfels könnte für Dengue sprechen. Eine Sommerepidemie spricht in Anbetracht der Infektkette am ehesten für Dengue. Bei Fleckfieber erfolgt der wesentliche Anstieg in der Regel bei zunehmender Verlausung im Winter; bei den Pocken ist eine Saisonabhängigkeit am wenigsten ausgeprägt. Zu beachten ist in jedem Fall die Tatsache, daß zur Zeit des Seuchenausbruches in Athen eine von der Norm abweichende ungewohnte Bevölkerungsdichte herrschte, da nach dem Kriegsplan des Perikles die Landbevölkerung Attikas hinter die Mauern der Stadt zurückgenommen worden war, also die bestehenden Wohnungen überfüllt und zahlreiche Notunterkünfte errichtet worden waren (vgl. Kap. II, 52). Die hierdurch bedingte hohe Kontaktdichte vermag die Ansteckungsgefahr mit Pocken wesentlich zu erhöhen; auch für die Zunahme der Verlausung und damit der Verbreitung des Fleckfiebers werden günstige Voraussetzungen getroffen. Wollen wir entsprechende Möglichkeiten für Dengue konstruieren, so müssen wir eine Vermehrung der Zahl der aufgestellten oder zerbrochenen Wassergefäße und damit die Schaffung neuer Brutplätze für Aëdes annehmen. In diesem Zusammenhang ist die Bemerkung in II,48 erwähnenswert, daß bei der ersten Einschleppung in den Piräus ein Zusammenhang mit den Brunnen angenommen wurde. Eine erneute Erwähnung der Brunnen in II,49, daß die Kranken infolge der inneren Hitze sich gern in kühles Wasser stürzten, ist wohl höchstens als Symptom für die klinische Deutung auszuwerten.

4. Keine Differentialdiagnose ist durch das Auftreten in anderen Orten Attikas möglich. Dies könnte bei allen drei Seuchen durch infizierte Menschen, die sich noch im Inkubationsstadium befanden, erfolgt sein, bei Fleckfieber auch durch infizierte Läuse als Vektoren, bei Dengue durch Stechmücken. Wir setzen dabei voraus, daß in den fraglichen Ortschaften die gleiche epidemiologische Ausgangslage bestand wie in Athen.

5. Die Seuche wurde mit der Flotte zu dem Belagerungsheer vor Potidäa verschleppt, klang aber dort innerhalb eines Sommers, also verhältnismäßig schnell ab. Falls in Athen gleichzeitig mehrere Seuchen geherrscht haben sollten, so wäre aus der kurzen Dauer vor Potidäa zu schließen, daß bei der Zusammenstellung der Expeditionstruppen zufällig eine Auslese unter den Krankheiten stattgefun-

den hätte, so daß die Erkrankungen in diesen Truppen einheitlicher Genese waren. Das baldige Erlöschen spricht für Pocken, vor allem unter der Annahme, daß das Heer in seiner Alterszusammensetzung einheitlich war und daß kein wesentlicher Kontakt zur Außenwelt stattfinden konnte, so daß eine vollständige Durchseuchung der Truppen innerhalb weniger Monate möglich war. Mit der Pocken-Annahme läßt es sich auch am leichtesten erklären, daß die Seuche sich nicht auf die Einwohner der belagerten Stadt übertrüge. Dieses wäre am ehesten bei Dengue zu erwarten, für die auch die Beschränkung der Epidemie auf den Sommer in Anspruch genommen werden kann.

6. Am schwierigsten zu erklären wird die Angabe sein, daß die Seuche nicht auf die Peloponnesier übergriff. Nun heißt es in II,57, daß die Peloponnesier nach etwa 40 Tagen vor der Zeit Attika verließen, aus Angst vor der Seuche, nachdem sie von Überläufern erfuhren, daß die Seuche in der Stadt sei und nachdem sie auch aus der Entfernung die Bestattungen sahen. Immerhin hätte einer der Überläufer verlaust sein können oder ein anderer sich in der Inkubationszeit der Pocken befunden haben; doch ich weiß nicht, ob die Lazedämonier lange genug den Überläufern das Leben ließen, um eine Übertragung zu ermöglichen. Am wenigsten wahrscheinlich ist die Übertragung von Dengue-Fieber, da die Flugweite von Aëdes höchstens 1 km beträgt und die Peleponnesier ja keine Belagerung durchführten, sondern sich darauf beschränkten, das platte Land zu verwüsten.

7. Zu erklären bleibt der Verlauf in Athen mit einem geringeren Befall über mehrere Jahre, „dieselbe hatte zwar nie völlig aufgehört; inzwischen hatte sie aber doch eine Art von Stillstand gemacht" (II,87), bis zu einem Wiederaufflackern im Winter 427/6. Da keine Krankheitsbeschreibungen aus dieser Zeit vorliegen, sollte man die Deutung nicht ausschließen, daß THUKYDIDES Einzelerkrankungen aus verschiedenster Ursache, mit denen in einer belagerten Stadt immer zu rechnen ist, unter dem Eindruck des anfänglichen dramatischen Geschehens, zu einer Seuche zusammenfaßte. Unterstellen wir, daß gerade bei dem zweiten Seuchengipfel die hämorrhagischen Symptome auftraten, so wird die Deutung als Dengue-hämorrhagisches-Fieber nahegelegt, da dieser Verlauf sich erfahrungsgemäß bei einem zweiten Einbruch des Erregers in eine Bevölkerung nach mehrjährigem Intervall bemerkbar macht. Einschränkend ist aber zu bemerken, daß zu Beginn des zweiten Einbruches im Winter gegen Dengue spricht, es sei denn, man nimmt an, daß sich das Virus an einen anderen hausgebundenen Zwischenwirt angepaßt hätte. Handelte es sich hier in der Zeit geringeren Befalls um eine bestimmte der Seuchen, so können sowohl Pocken wie auch Fleckfieber zur Erklärung dienen. Dann ist zu unterstellen, daß beim ersten Einbruch nicht alle Einwohner erkrankten, und daß vielleicht darüber hinaus eine gewisse Bevölkerungsfluktuation von und zum Umland bestand, so daß Nacherkrankungen möglich blieben. Das Pockenvirus könnte sich in dem aus eingetrockneten Sekreten entstehendem Staub über lange Zeit infektionsfähig erhalten haben, ebenso die Fleckfieber-Rickettsien im eingetrockneten Läusekot.

8. Wir brauchen noch eine Erklärung für das stärkere Wiederaufflackern der Seuche vom Winter 427/26 an. Man könnte sie folgenderweise zu geben versuchen: Während der vorhergehenden, in bezug auf die Seuche relativ ruhigen Jahren wurde der Krieg von beiden Seiten aus im wesentlichen durch Flottenunternehmen geführt. Im Sommer 427 fielen aber die Peloponnesier wieder in Attika ein (III,26). Sie verwüsteten in den bereits früher verheerten Gebieten alles, was wieder nachgewachsen war, und dann noch alles, was sie vorher übriggelassen hatten; „wie denn dieser Einfall den Athenern nächst dem zweiten der drückendste war".

Wir können also annehmen, daß ein erneuter Flüchtlingsstrom sich nach Athen hinein ergoß, innerhalb dessen sich viele noch nicht durchseuchte Menschen befanden, die jetzt Opfer der Seuche werden konnten. Es ist gerade in diesem Zusammenhang bedauerlich, daß wir nicht wissen, in welchem Seuchenabschnitt THUKYDIDES selbst infiziert wurde, da er ja Wert auf die Feststellung legt (II,48), daß er nicht nur andere an der Seuche krank liegen sah, sondern auch selbst daran krank war.

9. Die Überlegungen sind noch zu ergänzen durch Auswertung der oben aufgeführten Einzelangaben (s. S. 21 ff.). Da die zum mindesten in bestimmten Altersklassen bestehende hohe Mortalität auf eine hohe Letalität zurückzuführen ist, diese aber unter Berücksichtigung eines Seuchenwandels bei allen drei Krankheitsgruppen auftreten kann, ist sie differentialdiagnostisch nicht verwertbar.

Ich habe angedeutet, daß man einen besonders starken Befall der Männer im kampffähigen Alter annehmen kann. Dieses würde für Fleckfieber sprechen. – Zu dem Zitat aus VI,26 hatte ich ausgeführt, daß es nicht dahingehend ausgelegt werden könnte, daß zur Zeit der Seuche die Kleinkinder überwiegend gestorben waren; dieses hätte für Pocken gesprochen. Das Eintreten einer Immunität trifft für alle erörterten Krankheiten zu, erlaubt also keine Differenzierung. Falls man aber den Satz in II,51 am Schluß „denn zweimal packte es den gleichen nicht, jedenfalls nicht tödlich" dahingehend deuten will, daß Rezidive vorkamen, so spräche dieses am ehesten für Fleckfieber. Doch eine derartige Überlegung würde eher zur klinischen als zur epidemiologischen Analyse gehören. Nicht besonders erwähnt habe ich die Angaben im Beginn von II,50, daß aasfressende Vögel und Vierfüßler entweder nicht an die Leichen herangingen oder starben, wenn sie davon gefressen hatten. Bezüglich der Vögel heißt es, daß diese Angabe darauf beruhte, daß man diese nicht mehr zu Gesicht bekam. Ich halte dies für eine kritische Äußerung über einen Aberglauben. Falls aber aus dem letzten Satz dieser Erörterung hervorgehen sollte, daß Hunde im Verlauf der Seuche starben, so würde ich zur Erklärung am ehesten eine Seuche aus der Fleckfiebergruppe heranziehen: ich gebe aber zu, daß diese Annahme willkürlich ist.

Ausblick

Die Analyse hat zu keinem eindeutigen Ergebnis geführt. Einige Argumente sprechen für die eine oder die andere Annahme; gegen jede der Annahmen sind aber mehrere Einwände möglich, insbesondere wenn wir von den uns vertrauten Seuchenbildern ausgehen. Der Epidemiologe scheint also in der gleichen Situation wie früher der Kliniker zu sein, der aus einer ungewohnten Kombination vieler Symptome eine bestimmte Diagnose rechtfertigen wollte. Ich hätte deshalb nicht gewagt, das negative Ergebnis der epidemiologischen Analyse vorzutragen, wenn nicht in dem, was ich über Wandlungen der Krankheitserreger zitiert habe, ein positiver Ausblick enthalten wäre.

Empirische Erkenntnisse der letzten Jahre mit den zugehörigen Fortschritten der Virologie haben eine Reihe „neuer" haemorrhagischer Infektionskrankheiten abgrenzen lassen. Manche von ihnen wurden umgangssprachlich als „Affen-Pocken" bezeichnet, da sie ihren Ursprung offenbar von Urwaldtieren nahmen. Der Wortteil „Pocken" in ihnen soll auf eine gewisse klinische Ähnlichkeit mit den echten Pocken hinweisen, bedeutet aber nicht, daß die Erreger zu den Pox-Viren gehören.

Einige dieser haemorrhagischen Fieber werden von Viren erregt, die in die Gruppe der Arbo-Viren gehören, in die auch das Dengue-Virus eingeordnet wird. Sie werden von Stechmücken oder von Zecken übertragen. In diese Gruppe gehören außerdem Encephalitis-Erreger. Wenn wir die letzteren ausschalten und ebenso die Krankheiten der Neuen Welt, so ist zunächst das Rift-Tal-Fieber zu nennen, das in Südafrika insbesondere bei Schafen und Rindern enzootisch ist, aber 1977 zu einer großen Epizootie im Sudan und in Aegyten führte, bei der auch etwa 2000 Infektionen des Menschen mit annähernd 100 Todesfällen beobachtet wurden. Vektoren waren in Südafrika Aedes caballus und Culex theileri, in Aegypten Culex fatigans, in Uganda auch Mansonia-Arten. Die Seuche ist also ein Beispiel dafür, daß bei Wechsel der ökologischen Bedingungen mit verschiedenen Überträgern zu rechnen ist, wie wir dies auch beim Gelbfieber gesehen haben. Ein haemorrhagisches Fieber, das von einem Virus der gleichen Gruppe hervorgerufen wird, ist Chikungunya, das in Tansania seit 1952 bekannt ist und unter Dengue-Symptomen verläuft. Es wurde auf den Indischen Subkontinent verschleppt und war hier bei Epidemien mit haemorrhagischem Fieber oft mit Dengue-Virus vergesellschaftet. Die Begünstigung eines haemorrhagischen Verlaufes bei Zweitinfektionen hatte ich bereits erwähnt.

Zu einer anderen Gruppe, der erst vor kurzem gebildeten der Arena-Viren gehört der Erreger des Lassa-Fiebers mit besonders hoher Letalität. Der Erreger wurde zuerst in Nigeria bei Nordamerikanern und Europäern, insbesondere bei Krankenhauspersonal, auch in Liberia und Sierra Leone isoliert. Hauptwirt ist offenbar eine Ratte, Mastomys natalensis, bei der es zu latentem Trägertum kommt. Es ist deshalb bemerkenswert, weil es nach dem ersten Übergang auf den

Menschen zu einer Mensch-zu-Mensch-Infektkette kommen kann, die allerdings nach dem dritten Glied abbricht.

Auf der Akademie-Sitzung vom 13.12.1967 hat Herr HAAS über den Nachweis des sogenannten Marburg-Virus und seine Ähnlichkeit mit dem Tollwut-Virus berichtet, aufgrund deren es zur Gruppe der Rhabdo-Viren gerechnet wird. Ich darf aus dem mir von Herrn HAAS zur Verfügung gestellten Manuskript die epidemiologisch interessierenden Tatsachen zitieren. Es erkrankten 1967 in Marburg, Frankfurt a. Main und andererseits in Belgrad insgesamt 32 Personen, von denen 7 starben. Die Letalität betrug also 22%. Die Erkrankungen waren zurückzuführen auf die Verwendung von importierten Affen als Versuchstiere, deren Gesundheitszustand angeblich unauffällig gewesen war. Von den menschlichen Erkrankungen waren 27 auf unmittelbaren, und zwar sogenannten blutigen Kontakt mit Affen zurückzuführen (20 in Marburg, 6 in Frankfurt, 1 in Belgrad), 5 auf Umgang mit Gewebekulturen aus den Nieren importierter Affen. Es erkrankten 5 Personen sekundär, d. h. durch Ansteckung an Menschen bei deren Pflege bzw. bei deren Obduktion. Dann brach die Kette ab. – Bei den infizierten Affen handelt es sich um afrikanische grüne Meerkatzen (Cercopithecus aethiops), die in Uganda gefangen waren. Es mußte allerdings offenbleiben, ob diese nicht erst während einer Zwischenlandung in London von anderen Affen infiziert worden waren.

Ausbrüche von menschlichen Erkrankungen mit ähnlichem Symptomenkomplex in den 70iger Jahren im Sudan und Zaire führten zum Nachweis eines morphologisch ähnlichen, im Antigenaufbau aber etwas differierenden Virus, das unter dem Namen Ebola-Virus läuft. Die Quelle für diese Infektion ist bisher unbekannt geblieben.

Wenn wir aus diesen Beispielen lernen, daß sich das Seuchenbild dann ändern kann, wenn ein neuer Zwischenwirt eingeschaltet wird, so erinnere ich auch an Vorstellungen, die Ernst RODENWALDT in der Abhandlung 2 der Sitzungsberichte des Jahrgangs 1952 „Pest in Venedig. Ein Beitrag zur Frage der Infektkette bei den Pest-Epidemien West-Europas" in bezug auf eine bakterielle Infektion entwickelte.

Wir lernen außerdem aus einigen dieser Beispiele, daß eine Infektkette bei einem neuen Wirt einen sehr engen Kontakt voraussetzen kann oder daß sie schneller abbricht, als es bei dem Primär-Wirt die Regel zu sein scheint.

Bezüglich der Dengue-Fieber bzw. anderer Arbo-Virus-Infektionen möchte ich mich sehr zurückhaltend äußern. Es wird die endgültige Klärung abzuwarten sein, unter welchen Voraussetzungen es zu einem haemorrhagischen Verlauf kommen kann. Sollte Dengue auch an dem zweiten, im Winter 427/26 beginnenden Seuchengipfel beteiligt gewesen sein, so könnte man die Einschaltung einer im Gegensatz zu Aëdes aegypti auch im Winter aktiven Hausmücke (Culex pipiens) annehmen.

Was die Möglichkeit einer durch Angehörige der Gattung Poxvirus hervorgerufenen Seuche anbelangt, so könnte man unter Verweis auf die Ausführungen in

Abschnitt „Die Loimologie der Pocken" unterstellen, daß die Ur-Pocken eine Krankheit mit breitem Wirtsspektrum, aber vielleicht nur mildem Verlauf war, die bei dem Übergang auf den Menschen als neuem Wirt sich diesen gegenüber als hoch pathogen erwies, aber zur Aufrechterhaltung einen besonders engen Kontakt erforderte. Ich erinnere in diesem Zusammenhang auch daran, daß im Lauf der übersehbaren Geschichte Pockenvarianten aufgetreten sind, die vielfach als Alastrim, heute meist als Variola minor bezeichnet werden und einen verhältnismäßig harmlosen Verlauf mit geringer Letalität aufweisen. Das Virulenz-Resistenz-Verhältnis zwischen Erreger und Wirt hat sich also weiterhin geändert.

Es ist notwendig, noch einmal auf die Annahme früherer Autoren einzugehen, daß die Krankheitsbeschreibung des THUKYDIDES nicht eine ätiologische Einheit wiedergibt. So zitiert EBSTEIN (1899) August HIRSCH, der, nachdem er andere historische Kriegsereignisse aufgezählt hat, in denen sich ein Gemisch von Krankheiten nicht im Individuum, sondern in der Epidemie darstellte, fortfährt: „So glaube ich, ist auch die Attische Seuche zu beurteilen, und es ist um so weniger auffallend, in der Schilderung dieser Seuche einer derartigen Confundierung verschiedener gleichzeitig herrschender Krankheiten zu begegnen, wenn man berücksichtigt, daß in der Beschreibung nicht ein ärztlicher, sondern ein Laienbericht vorliegt, ...".

Wenn wir davon ausgehen, daß während der fünfjährigen Seuchenzeit nicht alle in Betracht gezogenen Infektionen ständig geherrscht haben, sondern nur zeitweise miteinander, dann aber auch nacheinander ihre Opfer forderten, so wäre für die Kombination von ‚Pocken' (im weiteren Sinn) und ‚Fleckfieber' folgender Ablauf denkbar:

Der plötzliche Erstausbruch 430 ist durch Pocken bedingt gewesen, zu ihr können sich die Lagerseuchen Fleckfieber und Ruhr gesellt haben. In den folgenden Jahren mit verhältnismäßig geringer Incidenz blieb diese Kombination bestehen. Dagegen waren in dem Belagerungsheer vor Potidäa nur die Pocken Krankheitsursache.

Der zweite Seuchengipfel, beginnend im Winter 427/26, könnte im wesentlichen durch Fleckfieber erklärt werden. Hätten wir mehr epidemiologische Einzeldaten, würden wir z. B. erfahren, daß während der Zeit des relativen Stillstands vorwiegend Kinder erkrankten, so könnten wir diese oder eine andere Deutung weiter untermauern.

Wir sind also in der gleichen Lage wie der Kliniker, der aus einer Vielzahl von Symptomen, die von den heutigen pathogenetischen Anschauungen aus nicht eindeutig deutbar sind, eine Diagnose ableiten soll. Wir müssen uns erinnern, daß THUKYDIDES nicht Arzt, sondern Historiker, und zwar politischer und Kriegshistoriker war. Er wollte sich damit begnügen, den eigentlichen Verlauf selbst zu beschreiben (II,48). Er abstrahierte von dem Einzelgeschehen, und so vermissen wir die individuellen Krankengeschichten, mit denen die Hippokratiker ihre Thesen belegten, und ebenso die uns geläufigen epidemiologischen

Grunddaten, Wenn es unser Wunsch bleibt, die Bedeutung der Attischen Seuche innerhalb der Geschichte des Peloponnesischen Krieges zu verstehen, damit wir an diesem Beispiel die Epidemiologie nicht nur als Naturwissenschaft, sondern auch als Kulturwissenschaft (HABS 1851) betreiben, so dürfen wir hoffen, daß uns die fortschreitende klinische und experimentelle Mikrobiologie weitere neue Denkmöglichkeiten bieten wird.

Anhang 1

Thukydides II.49 – 52
Übersetzung von O. Güthling

49.1. Das Jahr, in dem dieselbe ausbrach, war bekanntlich in Ansehung aller anderen Arten von Krankheiten eins der gesundesten Jahre; und wenn auch jemand ja vorher an etwas litt, ging alles in diese Krankheit aus.

49.2. Die übrigen wurden ohne alle bestimmte Veranlassung, plötzlich und auf einmal, bei gesundem Leibe davon befallen, so daß sie anfänglich starke Hitze im Haupt und eine außerordentliche Röte und Entzündung in den Augen empfanden, wobei inwendig der Schlund und die Zunge mit Blut unterlaufen waren, und einen garstigen übelriechenden Atem von sich gaben. Darauf befiel sie ein starkes Niesen und Heiserkeit, und dann währte es nicht lange, daß das Leiden auf die Brust fiel und sich durch einen heftigen Husten äußerte.

49.3. Wenn es sich auf den Magen warf, kehrte es denselben um, und sodann erfolgten allerlei Gallenentleerungen, wieviel ihrer bei den Ärzten ihre besonderen Namen haben, und zwar ebenfalls unter großen Schmerzen.

49.4. Die meisten überfiel dabei ein leeres Aufstoßen, das von heftigen Krämpfen begleitet war, die bei einigen bald nachließen, bei anderen aber noch lange nachher anhielten.

49.5. Von außen fühlte man keine sonderliche Hitze am Leibe; dieser war auch nicht blaß anzusehen, sondern vielmehr rötlich und dunkelblau und voll kleiner ausgefahrener Blattern und Geschwüre.

49.6. Inwendig war die Hitze so stark, daß sie weder ganz dünne Kleider noch die feine Leinwand duldeten, sondern sich durchaus nackt halten mußten und sich gern in kaltes Wasser stürzten. Von Leuten, die keine Wartung und Aufsicht hatten, lief wirklich eine Menge wegen ihres unlöschbaren Durstes in die Zisternen. Dabei war es gleich schädlich, es mochte der Kranke zu viel oder zu wenig trinken. Endlich quälte sie eine beständige Unruhe und Schlaflosigkeit.

49.7. Der Körper verfiel, solange als die Krankheit stieg, nicht merklich, sondern hielt es wider Erwarten gegen alle Anfälle derselben aus, so daß die meisten am neunten oder siebenten Tage noch bei ziemlichen Kräften von der inneren Hitze aufgerieben wurden. Kamen sie aber hier durch, so zog sich die Krankheit in den Unterleib, verursachte heftige Eiterung und einen starken Durchfall. Und dies entkräftete dann die meisten dergestalt, daß sie davon starben.

49.8. So zog sich das Übel von dem Haupt, wo es seinen anfänglichen Sitz hatte, hinunter durch den ganzen Leib; und wenn jemand das Schlimmste überstanden hatte, so äußerte sich solches an den äußersten Teilen des Körpers, wo es die Schamteile, die Hände und Füße angriff, so daß manche mit dem Verlust dieser Gliedmaßen davonkamen. Einige büßten selbst die Augen ein. Noch andere verloren bei ihrer Genesung gänzlich ihre Gedächtnis, so daß sie von sich selbst und ihren nächsten Angehörigen nichts wußten.

50. Denn alle Beschreibung überbietend, traf das Wesen der Krankheit sowohl im übrigen jeden schwerer als für menschliche Kräfte, als sie auch im folgenden ganz besonders ihre Verschiedenheit von allen Gewohnheiten bewies: Die Vögel und Vierfüßler nämlich, welche menschliche Leichen berührten, gingen, obwohl so viele unbegra-

ben blieben, entweder nicht heran oder starben, wenn sie davon gefressen hatten. Dies letztere konnte man daraus ersehen, daß diese Art Vögel augenscheinlich abnahm, und man solche, so wenig bei diesen Leichnamen als sonst irgendwo mehr zu Gesicht bekam. Besonders aber nahm man solches an den Hunden wahr, was wegen ihres Aufenthaltes in der Nähe der Menschen leichter geschehen konnte.

51. Eine solche Bewandtnis hatte es überhaupt mit der Krankheit, einer Menge anderer seltsamer Zufälle, welche den einen vor den andern dabei betrafen, nicht zu gedenken. Von anderen gewöhnlichen Krankheiten fand sich diese Zeit über niemand beschwert; und wenn eine solche jemand betraf, so schlug sie doch zuletzt in diese um. Die Leute starben teils aus Mangel an gehöriger Pflege, teils aber auch trotz aller sorgfältigen Wartung. Keine Arzneimittel, von denen man überhaupt hätte sagen können, daß sie denen, welche sie genossen haben, hülfen, waren dagegen ausfindig zu machen. Denn was dem einen dienlich war, das war dem andern schädlich. So sah man auch nicht, daß ein Mensch vor dem andern hinsichtlich seiner stärkeren oder schwächeren Leibesbeschaffenheit gegen sie gesichert war, sondern sie rieb alle ohne Unterschied der Naturen und der Heilungsarten auf. ... Das Entsetzlichste bei dem ganzen Unglück war aber der mutlose Zustand, dem sich die Leute überließen, sobald sie merkten, daß sie krank wurden. Denn da gaben sie sogleich alle Hoffnung auf und gingen ebendeswegen noch weit unvorsichtiger mit sich um, ohne sich Mühe zu geben, der Krankheit Widerstand zu leisten. Einer bekam durch Wartung des andern die Seuche an den Hals, und so starben sie weg wie die Schafe. Und dieser Umstand verursachte das meiste Unheil. Denn wollte man aus Furcht nicht zueinander gehen, so starben die Leute von allem Beistand entblößt, wie denn viele Häuser aus Mangel an Wartung ganz ausstarben. Gingen sie aber zueinander, so kostete es ihnen das Leben, was besonders diejenigen betraf, die sich vor anderen dienstfertig beweisen wollten, indem diese aus Ehrgefühl die Gefahr nicht achteten und bei ihren Freunden aus und ein gingen, weil das Winseln und Wehklagen der Sterbenden zuletzt auch ihren eigenen Hausgenossen unerträglich war und dieselben unter der Last des Übels erlagen. Das meiste Mitleid gegen Sterbende und Kranke bewiesen aber diejenigen, welche wieder genesen waren, da sie nicht nur am besten die Krankheit kannten, sondern auch für ihre eigene Person nunmehr sicher waren, indem niemand die Krankheit zum zweitenmal bekam, so daß sie ihm hätte tödlich werden können. Diese wurden also nicht nur von den andern glücklich gepriesen, sondern hatten selbst wegen ihrer augenblicklichen hohen Freude, auch für die Zukunft einige freilich grundlose Hoffnung, daß sie nun nie an einer anderen Krankheit noch sterben würden.

52. Zu allem Elend kam dann noch der Zusammenfluß so vieler Menschen vom Lande in die Stadt, und diese selbst hatten darunter am meisten zu leiden. Denn da dieselben keine Häuser vorrätig fanden, sondern sich bei dieser (heißen) Jahreszeit mit kleinen stickigen Hütten behelfen mußten, so griff das Sterben ohne alle Ordnung um sich. Ja, die Toten lagen aufeinander und waren in dieser Stellung gestorben. Andere wälzten sich halbtot auf den Straßen und bei den Quellen herum; so groß war die Begierde, ihren Durst zu löschen. Selbst die Tempel, in denen sie ihren Aufenthalt genommen hatten, waren voller Leichen, die daselbst ihren Geist aufgegeben hatten. Denn bei der Übermacht des Unglücks wußten die Leute nicht mehr, was sie anfangen sollten, und fingen an, sich aus allem, was göttlich und Menschen heilig ist, nichts mehr zu machen. Alle guten Ordnungen und Gebräuche, die man vorher bei Leichenbestattungen beobachtet hatte, wurden über den Haufen geworfen, und jedermann beerdigte seine

Toten, so gut er konnte. Manche gingen dabei so schamlos zu Werke, daß sie, weil es ihnen an dem nötigen Zubehör zu fehlen anfing und weil ihnen schon vorher so viele gestorben waren, über fremde Scheiterhaufen herfielen und teils, ehe diejenigen, welche dieselben errichtet hatten, dazu kommen konnten, ihre Toten darauf legten und das Holz in Brand steckten, teils ihren mitgebrachten Toten auf den ersten besten Holzstoß, der bereits im Brande stand, hinaufwarfen und sich davonmachten.

Anhang 2

Thukydides II.49 – 51
Übersetzung von B. von Hagen

49.1. Es gab in jenem Jahre (01.87,2 = 430/429), das besonders gesund war, keine anderen Krankheiten. War jemand schon vorher irgendwie krank, so entschied sich alles bald völlig zu der herrschenden Seuche.

49.2. Die sonst Gesunden befiel plötzlich ohne jeden Anlaß
1. heftige Hitze des Kopfes und Rötung sowie Entzündung der Augen;
2. die Mundhöhle – Rachen und Zunge – war sofort blutüberfüllt und entsandte einen Atem, der ungewöhnlich und übelriechend war;
3. im nächsten Stadium nach den ebengenannten Erscheinungen trat Niesen und Heiserkeit hinzu; und bald stieg das Übel in die Brust (Brusthöhle!) mit heftigem Husten.

49.3. Wenn sich dann die Krankheit auf den Magen stürzte, drehte sie ihn um, und alle möglichen, von Ärzten überhaupt benannten Gallenabsonderungen traten hinzu, und zwar mit großem Unbehagen.

49.4. Ein „Schlucksen" ist übrigens bei den meisten aufgetreten, ein leeres Würgen, das einen heftigen Krampf auslöste, der bei manchem bald, bei manchem erst viel später wieder aufhörte.

49.5. Die Haut war weder allzu warm, wenn man sie anfaßte, noch chlorotisch, sondern rötlich, bleifarben, mit kleinen Blattern und Geschwüren dicht besät.

49.6. Das Innere brannte so heftig, daß man weder ganz dünne Gewänder noch Laken auf der Haut ertragen konnte und nur nackt liegen wollte – am liebsten hätten sie sich ins kalte Wasser gestürzt (viele taten das auch wirklich, soweit es sich um Leute ohne Pflege handelte; von unlöschbarem Durst gequält stürzten sie sich in die Regenzisternen). Ob einer viel oder wenig trank, blieb sich gleich. Mangel an Ruhe und Schlaflosigkeit waren dem Kranken während der ganzen Dauer der Krankheit – zu alledem – auferlegt.

49.7. Der Körper wurde, solange sich die Krankheit auf dem Höhepunkt (ihres Wütens) hielt, nicht entkräftet, sondern hielt wider Erwarten der Qual stand, so daß die meisten am 9. oder 7. Tag infolge des inneren Fiebers starben, obwohl sie noch einige Kraft besaßen, oder aber, daß sie, falls sie (durch die kritischen Tage) durchkamen, erst wenn die Krankheit in die Bauchhöhle hinabstieg und hier eine heftige Verschwärung eintrat (gleichzeitig befiel sie ein wässeriger Durchfall), meist erst später wegen des Durchfalls infolge von Schwäche zugrunde gingen.

49.8. Es durchlief nämlich das Übel, das sich zuerst im Kopfe festgesetzt hatte, den ganzen Körper, von oben anfangend, und wenn jemand aus dem Schlimmsten als Sieger hervorgegangen war, ließ ein Angriff der Übels wenigstens noch an den Extremitäten dauernde Spuren zurück. Denn es warf sich auch auf Geschlechtsteile, Finger und Zehen, und viele kamen mit dem Verlust dieser Körperteile davon, einige auch mit dem ihrer Augen. Wieder andere erfaßte auch, sobald sie aufgestanden waren, völliger Schwund des Gedächtnisses, und sie kamen dahin, daß sie weder sich noch ihre Angehörigen kannten.

50. Denn die Krankheit, die in ihrem besonderen Verhalten jeder Beschreibung spottete,

befiel sowohl sonst mit größerer Gewalt, als es der menschlichen Natur entspricht, einen jeden, als auch offenbarte sie in folgendem einen anderen Charakter, als ihn die gewöhnlichen Krankheiten sonst zeigen. Die Vögel und die Vierfüßler nämlich, die sonst Leichen anrühren, gingen, obwohl viele unbestattet umherlagen, entweder überhaupt nicht an solche heran oder aber verendeten, wenn sie davon gekostet hatten. Beweis: Es trat ein deutliches Ausbleiben solcher Vögel ein, und sie ließen sich weder sonstwo sehen noch um ein solches Aas. Die Hunde gewährten noch mehr Beobachtungsmöglichkeiten der Folgen, weil sie mit dem Menschen zusammenlebten.

51. Das war im ganzen, ihrem Wesen nach, der Verlauf der Krankheit, wenn man von vielen anderen absonderlichen Erscheinungen absieht, da sie in unterschiedlicher Weise einen jeden befiel, den einen so, den andern anders.

Und keine von den gewohnten Krankheiten bedrängte in jener Zeit neben der Seuche die Menschen; was immer etwa vorkam, endete bald in ihr.

Sie starben alle, die einen aus Mangel an Pflege, die andern, auch wenn sie noch so gut gepflegt wurden. Es gab kein einziges, kein einziges, sage ich, Heilmittel, durch dessen Anwendung man hätte nützen müssen: was dem einen half, schadete gerade dem andern. Der Körper schien in keiner Weise genügenden Selbstschutz zu besitzen gegen die Seuche, mochte er stark oder schwach sein. Nein, alles raffte sie dahin und gerade die Menschen, die mit jeder erdenklichen Sorgfalt gepflegt (behandelt) wurden.

Schriftenverzeichnis

DOERR, R., RUSS, V. K.: Das Denguefieber. In C. Mense (Hrsg.) Handbuch der Tropenkrankheiten. Leipzig. J. A. Barth. 1923

EBSTEIN, W.: Die Pest des Thukydides (die Attische Seuche). Stuttgart. Ferdinand Enke. 1899

HAAS, R.: Influenza – Bagatelle oder tödliche Bedrohung? Springer-Verlag Berlin Heidelberg New York. 1979

HABS, H.: Zur Epidemiologie der menschlichen Infektionen mit Bact. abortus Bang. Arch. f. Hyg. 102, 315. 1929

HABS, H.: Tierseuchen und menschliche Epidemien. Ein Beitrag zur allgemeinen Epidemiologie. Klin. Wschr. Jhg. 1931, 554 u. 604

HABS, H.: Um den geschichtlichen Sinn der Pest des Thukydides. Münch. med. Wschr. Jhg. 1944, 288

HABS, H.: Über die Begriffe Nosos (Krankheit) und Loimos (Seuche) bei Thukydides. Zschr. Hyg. 129, 270. 1949

HABS, H.: Epidemiologie als Naturwissenschaft und als Kulturwissenschaft. Arch. f. Hyg. 134, 59. 1951

HABS, H.: Immunologische Begriffe bei Thukydides. Zbl. Bakt. Hyg. Orig. A. 252, 143. 1982

HABS, R.: 572 Tracheotomien bei Diphtherie. Dt. Zschr. f. Chir. 33, 521. 1892

HAESER, H.: Historisch-pathologische Untersuchungen. Erster Teil. Dresden u. Leipzig. G. Fleischer. 1839

v. HAGEN, B.: Die sog. Pest des Thukydides. In Das Gymnasium, Juliheft 1938, S. 120. Heidelberg. C. Winter

v. HAGEN, B.: Die Pest im Alterum. Jena. G. Fischer. 1939

HERRLICH, A.: Die Pocken. Erreger, Epidemiologie und klinisches Bild. Stuttgart. Thieme. 1960

HERTER, H.: Die Pestschilderung des Thukydides. Aus: Griechisch in der Schule, hrsg. v. E. Römisch. Frankfurt a. M. Hirschgraben-Verlag. 1972

HIRSCH, A.: Handbuch der historisch-geographischen Pathologie. Bd. 1 Erlangen. F. Enke. 1860

JACOBITZ, K., SEILER, E. E.: Griechisch-deutsches Wörterbuch. 3. Aufl. I. C. Hinrichs'sche Buchhandlung. Leipzig. 1886

KOBERT, R.: Historische Studien aus dem pharmakologischen Institute der Kaiserlichen Universität Dorpat. I. Halle a. S. 1889

KOCH, R.: Neue Untersuchungen über die Mikroorganismen bei infektiösen Wundkrankheiten. Dtsch. med. Wschr. 1878, Nr. 43

MENGE, H.: Enzyklopädisches Wörterbuch der griechischen und deutschen Sprache. Langenscheidt K. G. Berlin-Schöneberg. 1917. 14. Aufl.

MÜLLER, R.: Medizinische Mikrobiologie. 4. Auflage. München-Berlin. Urban u. Schwarzenberg. 1950

RATH, G.: Moderne Diagnosen historischer Seuchen. Dtsch. med. Wschr. 1956, 2065

REITHMANN, E.: Endemisches Fleckfieber im Mittelmeerraum. J. A. Barth, Leipzig. 1944

RODENWALDT, E.: Antithesen in der Erforschung und Bekämpfung der Malaria. Acta Conv. Tertii de Tropicis atque Malariae Morbis. Pars II, S. 198. Amsterdam. 1938

RODENWALDT, E.: Pest in Venedig 1575–1577. Ein Beitrag zur Frage der Infektkette bei den Pestepidemien West-Europas. Springer-Verlag Berlin Heidelberg New York. 1968

SCHLOßBERGER, H.: Kriegsseuchen. Jena. G. Fischer. 1945

STICKER, G.: Abhandlungen aus der Seuchengeschichte und Seuchenlehre. 1. Band: Die Pest. Erster Teil: Die Geschichte der Pest. Gießen. A. Töpelmann. 1908

STICKER, G.: Parasitologie und Loimologie. (Zur historischen Biologie der Krankheitserreger. 1. Heft). Gießen. A. Töpelmann. 1910

STICKER, G.: Die Bedeutung der Geschichte der Epidemien für die heutige Epidemiologie. (Zur historischen Biologie der Krankheitserreger, 2. Heft). Gießen. A. Töpelmann. 1910

SUDHOFF, K.: Historik und Seuchenforschung. (Zur historischen Biologie der Krankheitserreger, 1. Heft). Gießen. A. Töpelmann. 1910

THUCYDIDIS: De bello peloponnesiaco libri octo, iterum recognovit et praefatus est Godofredus Boehme. Ed. stereotypica 1897. Bibliotheca teubneriana. B. G. Teubner, Lipsiae. 1897

THUKYDIDES: Geschichte des Peloponnesischen Krieges, hrsg. v. Otto Güthling 2. Aufl. Philipp Reclam jun. Leipzig. 1925

THUKYDIDES: Geschichte des Peloponnesischen Krieges, hrsg. u. übertragen von G. P. Landmann. 2. Aufl. Artemis-Verlag, Zürich-München. 1976

WEIDAUER, K.: Thukydides und die Hippokratischen Schriften. Heidelberg. C. Winter. 1954

WELLMER, H.: Geomedizinische Analyse des Vorkommens von Dengue Hämorrhagischem Fieber in Thailand im Jahrzehnt von 1970–1979. Springer-Verlag Berlin Heidelberg New York. In Vorbereitung

Sitzungsberichte

der
Heidelberger Akademie der Wissenschaften
Mathematisch-naturwissenschaftliche Klasse

Jahrgang 1982

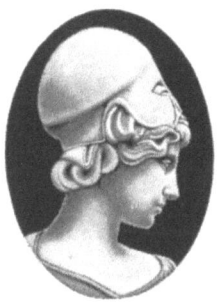

Springer-Verlag Berlin Heidelberg New York 1982

Das Werk ist urheberrechtlich geschützt. Die dadurch begründeten Rechte, insbesondere die der Übersetzung, des Nachdruckes, der Entnahme der Abbildungen, der Funksendung, der Wiedergabe auf photomechanischem oder ähnlichem Wege und der Speicherung in Datenverarbeitungsanlagen bleiben, auch bei nur auszugsweiser Verwertung, vorbehalten.
Die Vergütungsansprüche des § 54, Abs. 2 UrhG werden durch die „Verwertungsgesellschaft Wort", München, wahrgenommen.

© Springer-Verlag Berlin Heidelberg 1982

Die Wiedergabe von Gebrauchsnamen, Warenbezeichnungen usw. in diesem Werk berechtigt auch ohne besondere Kennzeichnung nicht zu der Annahme, daß solche Namen im Sinne der Warenzeichen- und Markenschutz-Gesetzgebung als frei zu betrachten wären und daher von jedermann benutzt werden dürften.
Satz: Beltz, Hemsbach, und K+V Fotosatz GmbH, Beerfelden
Druck- und Bindearbeiten: Beltz Offsetdruck, Hemsbach/Bergstraße
2125/3140-543210

Inhalt

Jahrgang 1982

E.G. Jung
Licht und Hautkrebse. Modelle und Risikoerfassung 1

H.H. Schaefer
Georg Cantor und das Unendliche in der Mathematik 25

G. Greiner
Spektrum und Asymptotik stark stetiger Halbgruppen positiver Operatoren 47

W. Doerr
Cancer à deux 81

W. Jaeger
Untersuchungen zu Farbkonstanz und Farbgedächtnis 103

H. Habs
Die sogenannte Pest des Thukydides 119

B.M. Thimm
Brucellosis. Distribution in Man, Domestic and Wild Animals
(Supplement 1, Jahrgang 1982)

G. Breitfellner
Der Sekundenherztod. Ein morphologisches, funktionelles und
sektions-statistisches Profil (Supplement 2, Jahrgang 1982)

MIX
Papier aus verantwortungsvollen Quellen
Paper from responsible sources
FSC® C105338

If you have any concerns about our products,
you can contact us on
ProductSafety@springernature.com

In case Publisher is established outside the EU,
the EU authorized representative is:
**Springer Nature Customer Service Center GmbH
Europaplatz 3, 69115 Heidelberg, Germany**

Printed by Libri Plureos GmbH
in Hamburg, Germany